STROKE

Activity Workbook

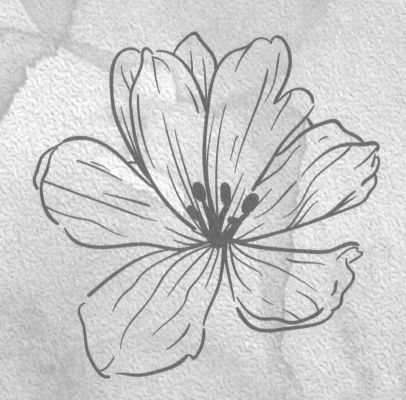

Hey, Listen!

"Promise me you'll always remember: You're braver than you believe, stronger than you seem, and smarter than you think."

—A.A. Milne

This Book Belongs To

"Do something today that your future self will thank you for."

Welcome to your Stroke Recovery Workbook!

We understand that the road to recovery can be challenging, but we want you to know that you are not alone in this journey. Our goal is to provide you with a variety of activities in this book that will help you improve your handwriting and memory skills.

With daily practice and dedication, you'll be amazed at the progress you can make. Remember, every day is a new opportunity to make progress, and even if you miss a day, don't worry, just pick up where you left off.

We believe in your ability to recover, and we are here to support you every step of the way. Let's begin this journey together!

"Maybe life isn't about avoiding the bruises. Maybe it's about collecting the scars to prove that we showed up for it."

–Hannah Brencher

About

The Stroke Workbook is a comprehensive resource designed to aid individuals in their cognitive recovery after a stroke. This workbook contains a variety of mental exercises, such as word searches, puzzles, and maps, that are tailored to enhance memory and cognitive function.

It also includes activities that are practical and useful for daily life, such as learning about calendars and clocks.

Additionally, throughout the book, you will find inspiring and motivational quotes that are meant to provide encouragement and support during this journey. With a combination of fun, functional tasks and inspiration.

"Nothing is impossible. The word itself says, 'I'm Possible!'"
–Audrey Hepburn

What's the weather like?

Objective: Connect the correct weather word to the matching image

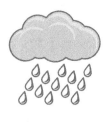 •   • sunny

 •   • cloudy

 •   • stormy

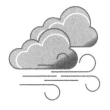 •   • snowy

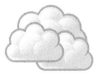 •   • rainy

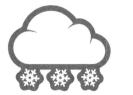 •   • windy

Weather and clothes

Objective: Select suitable clothing items for

each weather condition.

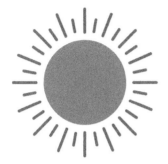

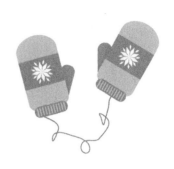

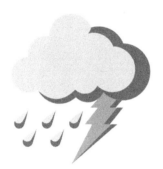

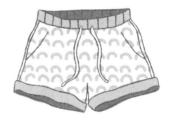

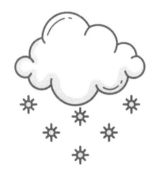

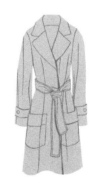

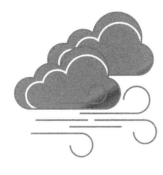

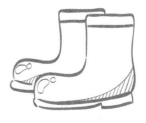

Connect the matching shapes using a line.

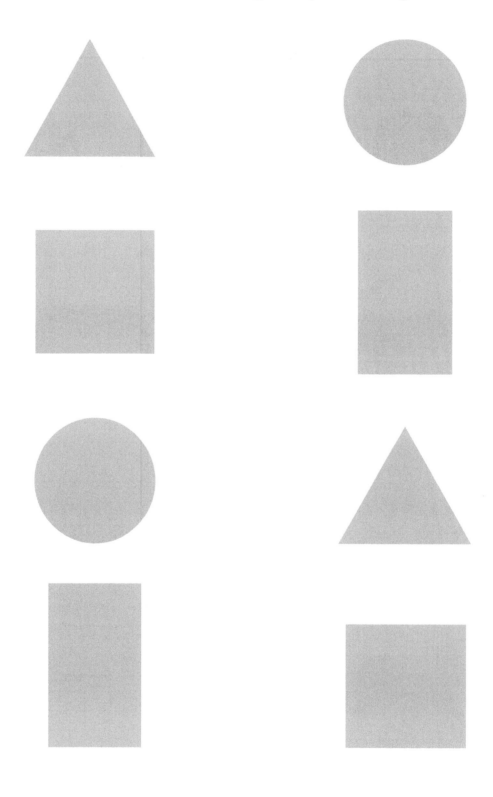

Match the shapes.

Connect the similar shapes by drawing a line between them

Trace the line

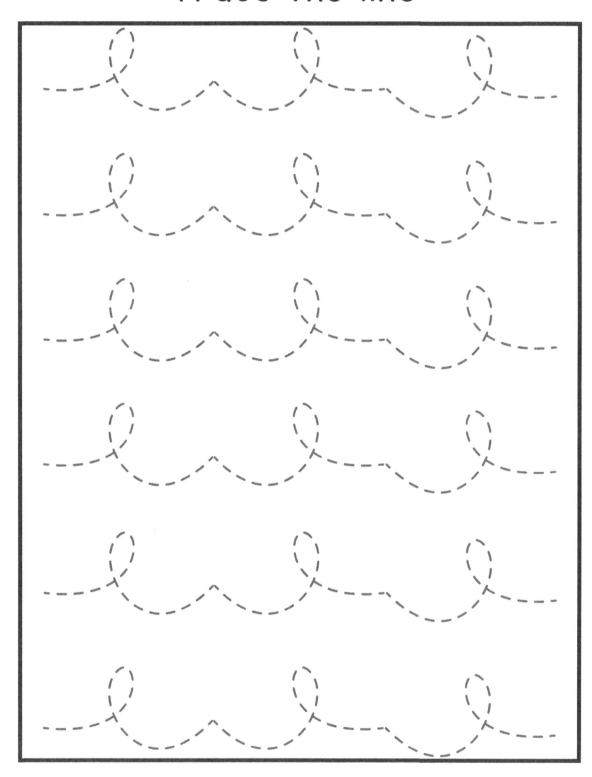

Trace the line

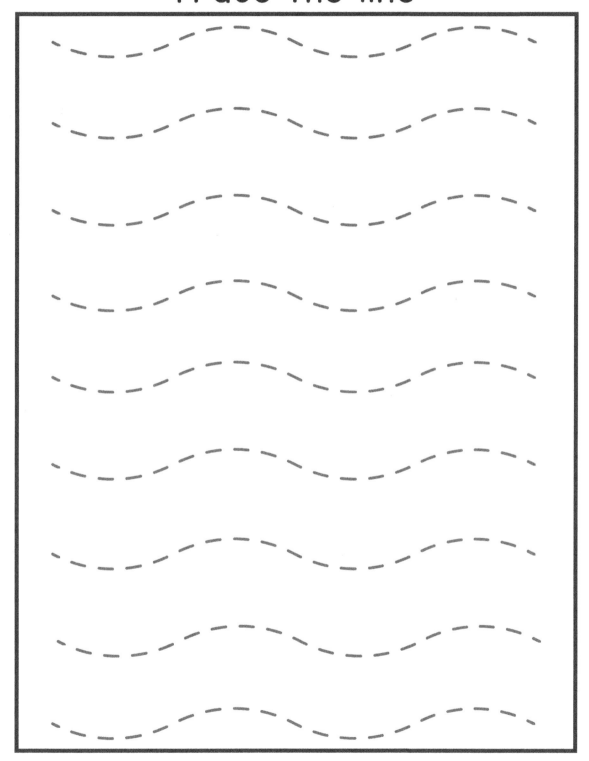

Trace the line

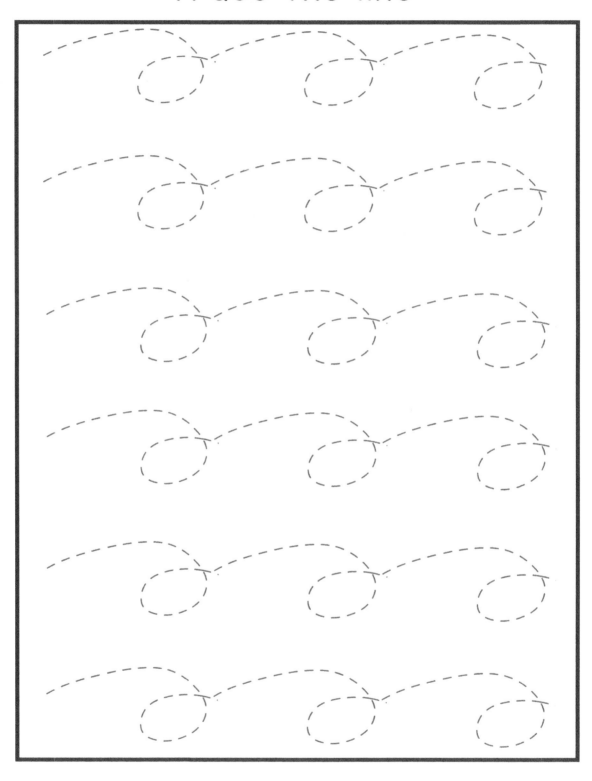

Trace the line

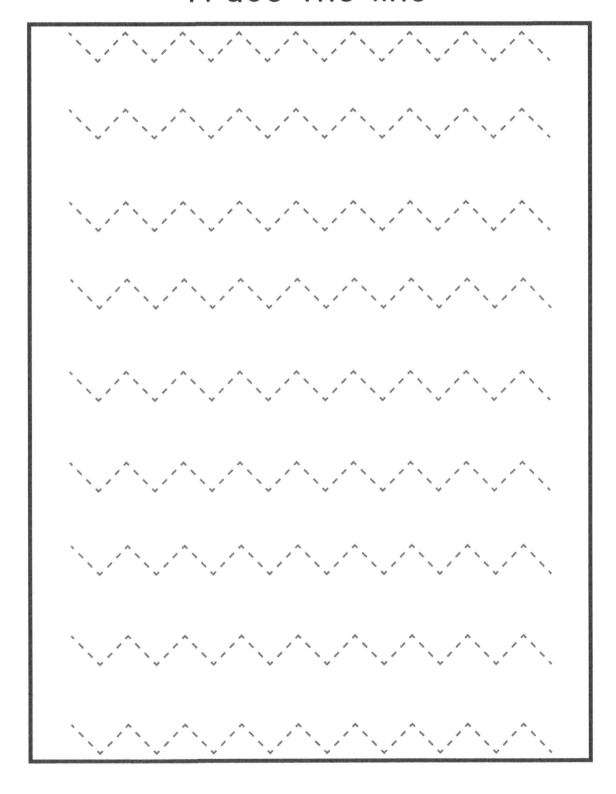

Trace the line

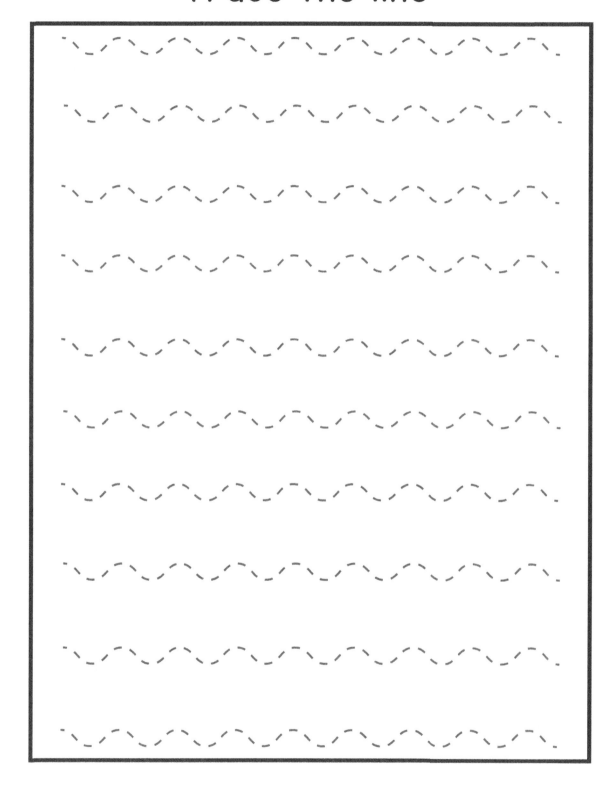

Trace the line

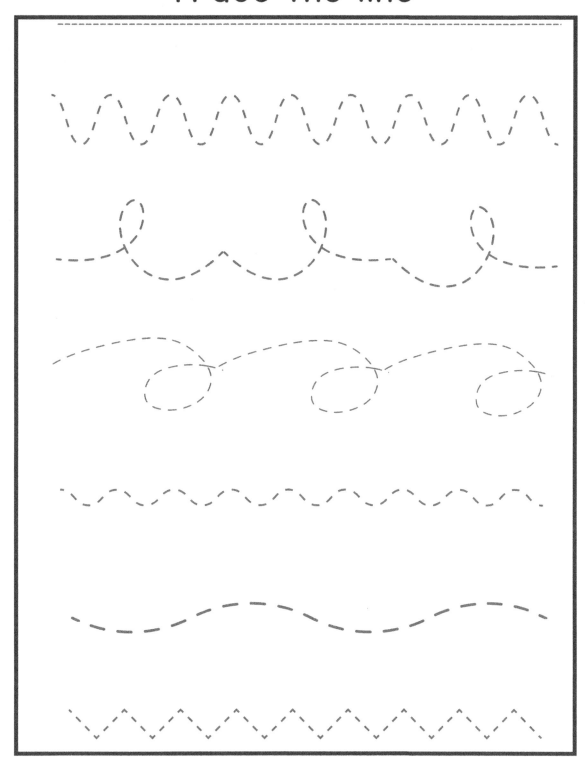

Trace the line

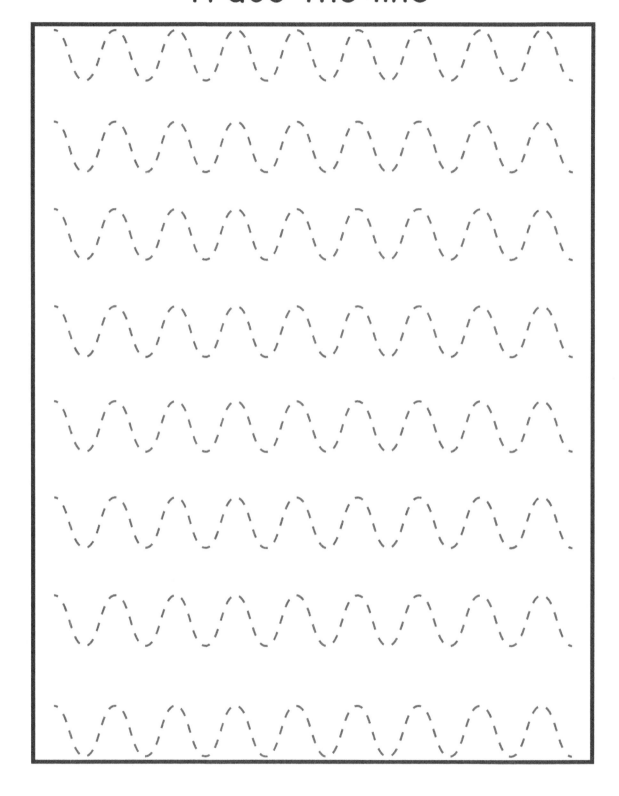

Trace the line

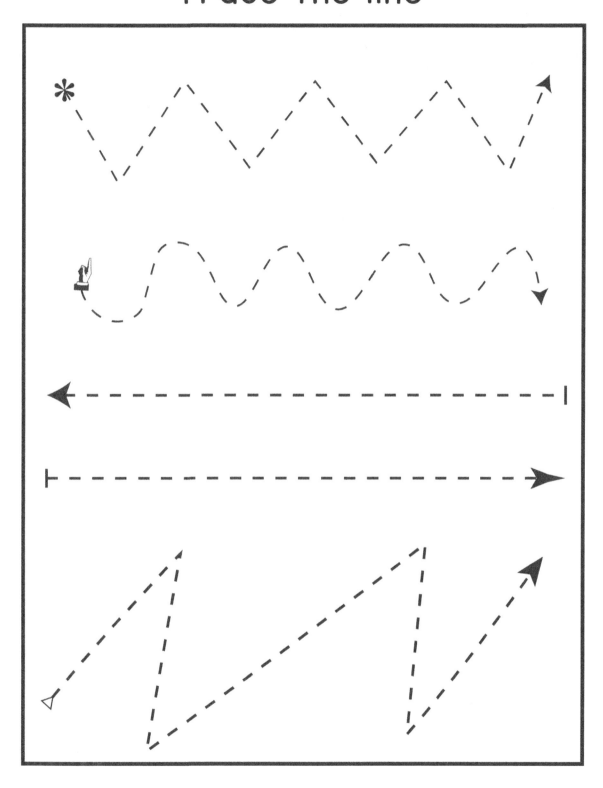

Trace the line

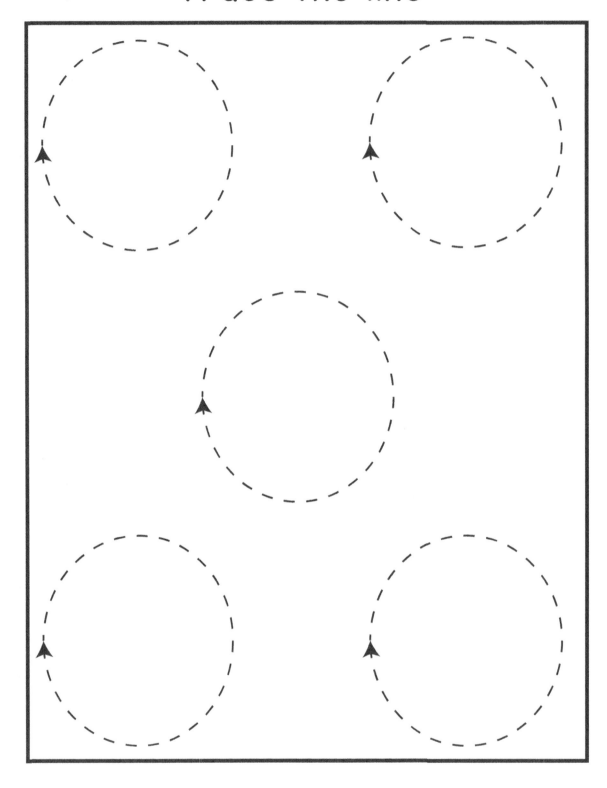

Trace the line

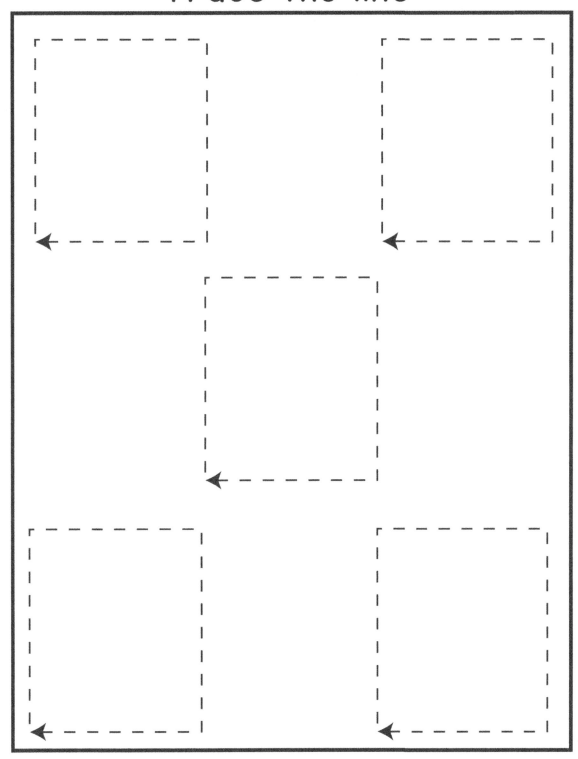

Trace the line

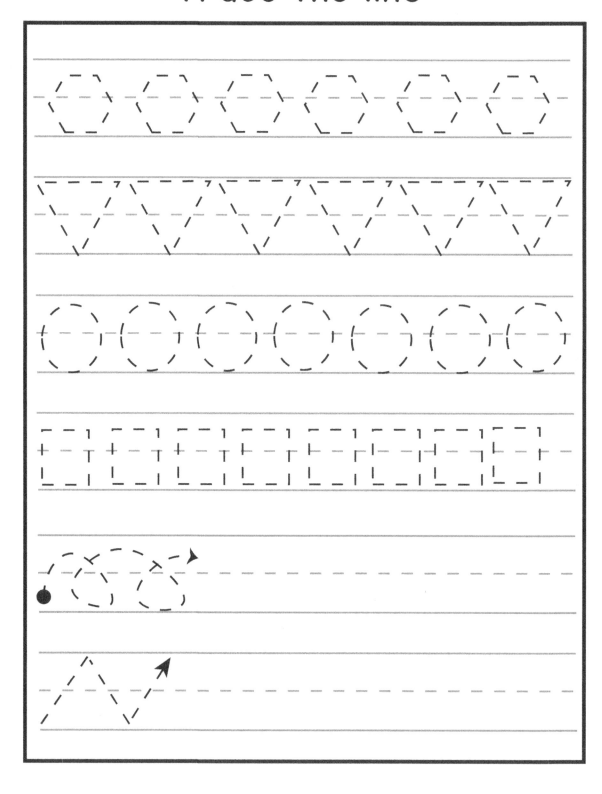

Trace, color, and connect the dots to complete the shapes

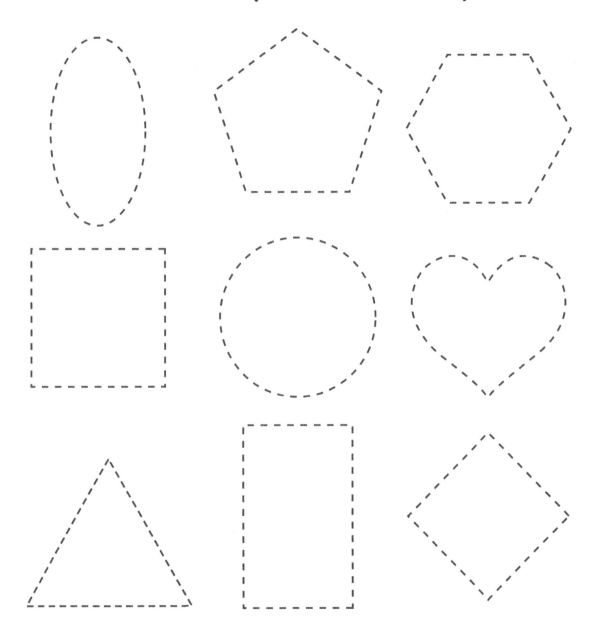

"When the unthinkable happens, the lighthouse is hope. Once we choose hope, everything is possible."
–Christopher Reeve

Finish the symmetrical drawing.

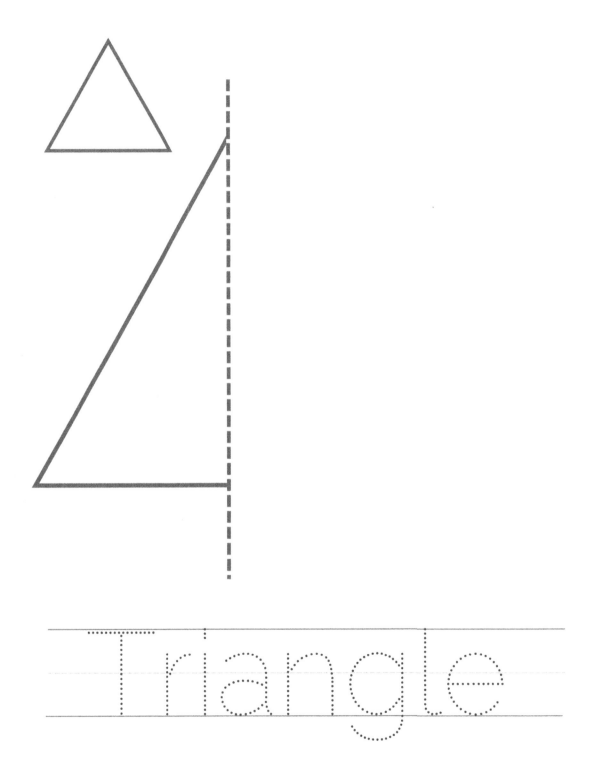

Triangle

Finish the symmetrical drawing.

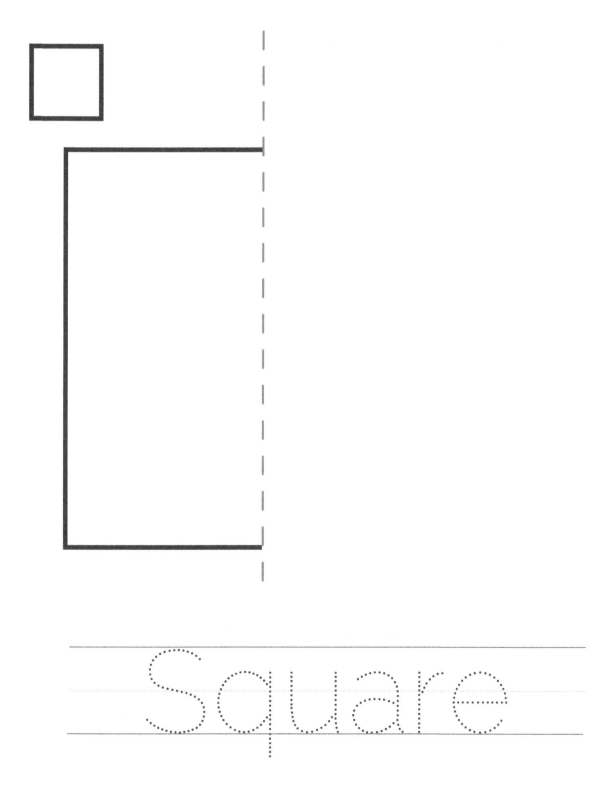

Square

Finish the symmetrical drawing.

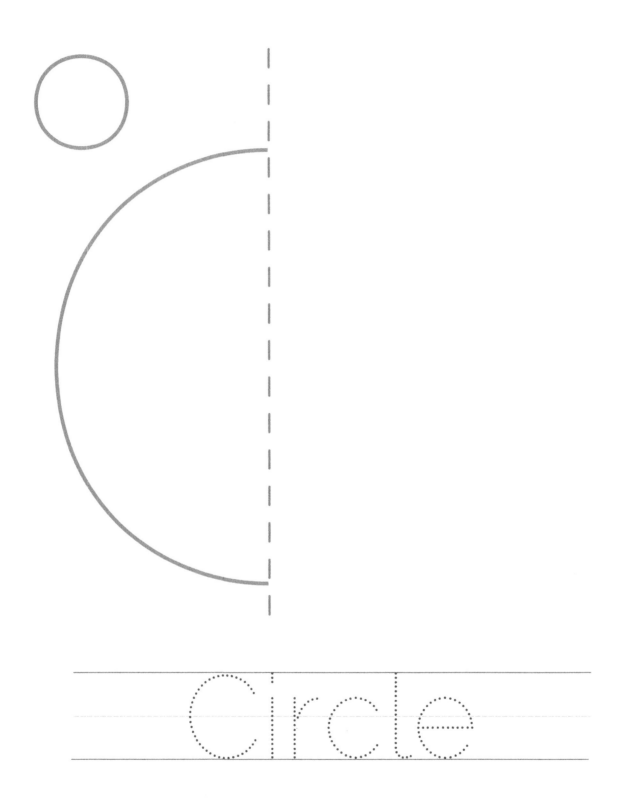

Circle

Finish the symmetrical drawing.

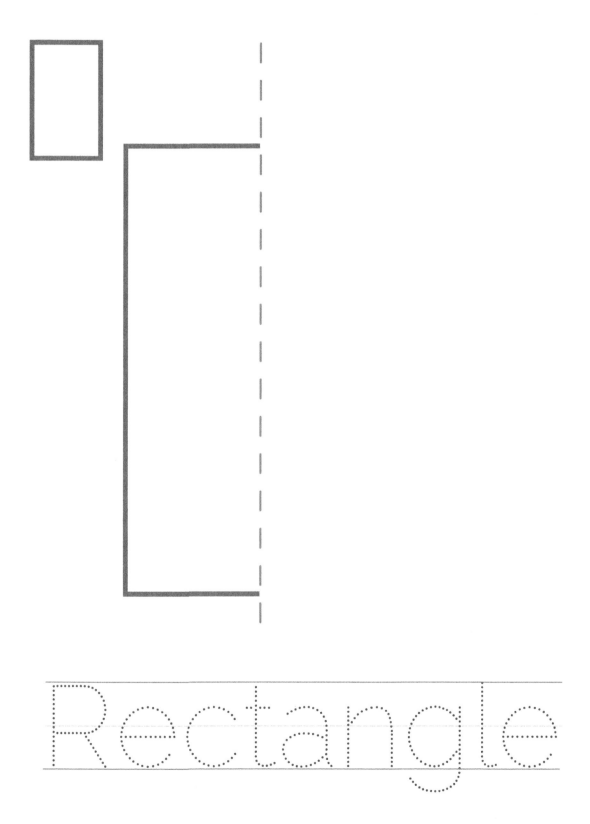

Rectangle

Finish the symmetrical drawing.

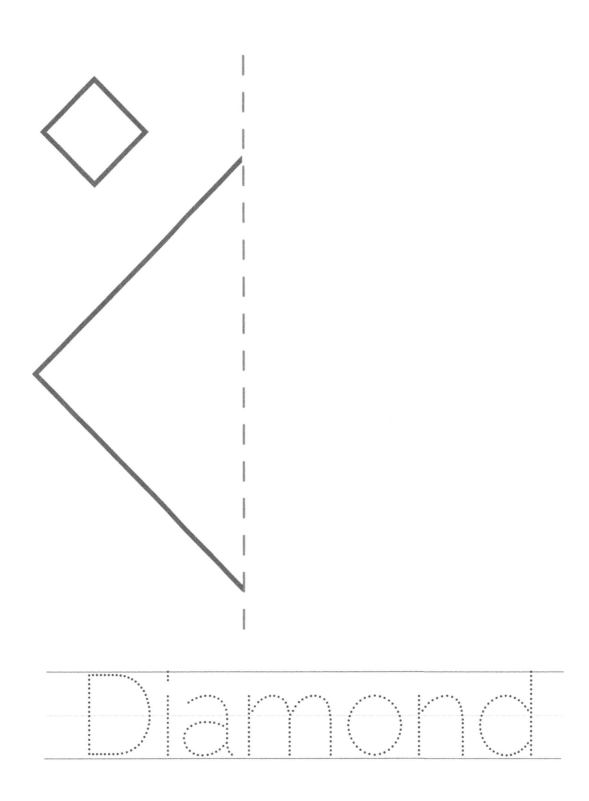

Diamond

Finish the symmetrical drawing.

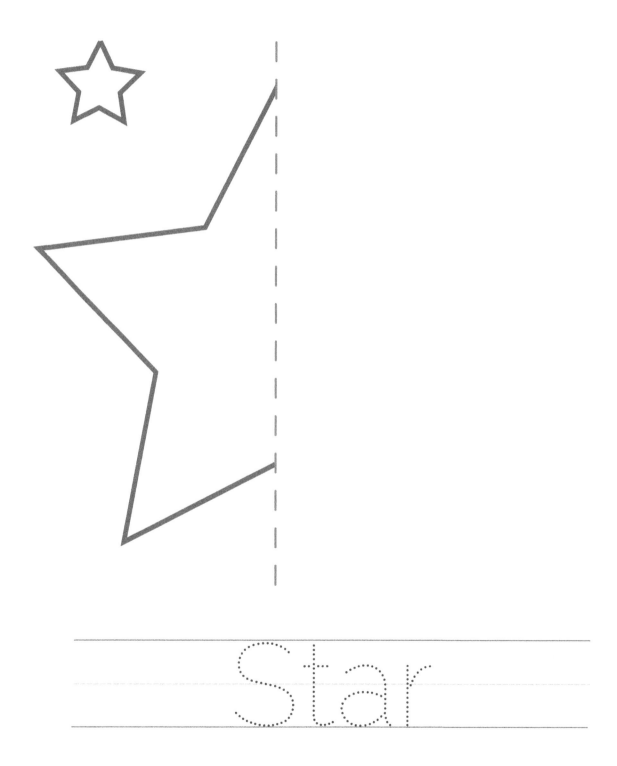

Star

Finish the symmetrical drawing.

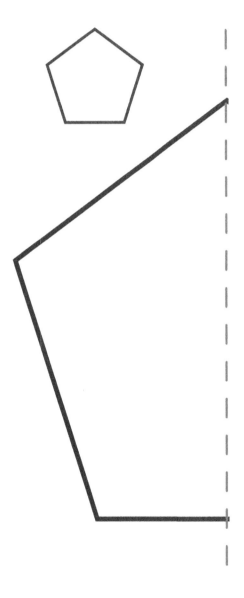

Pentagon

Finish the symmetrical drawing.

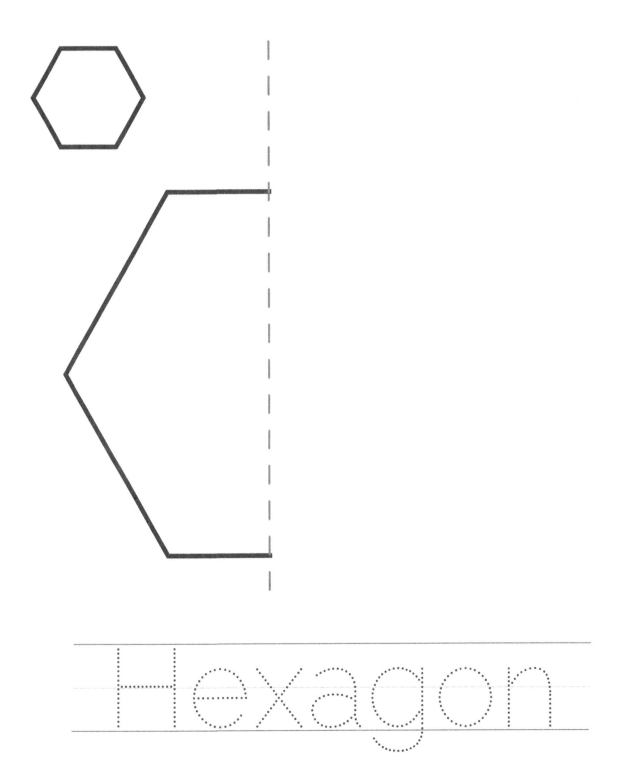

Hexagon

Finish the symmetrical drawing.

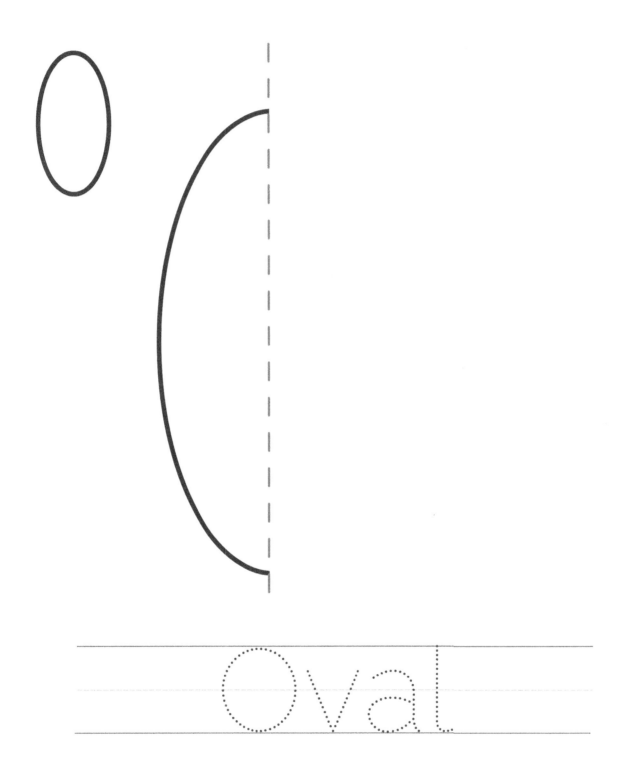

Oval

Finish the symmetrical drawing.

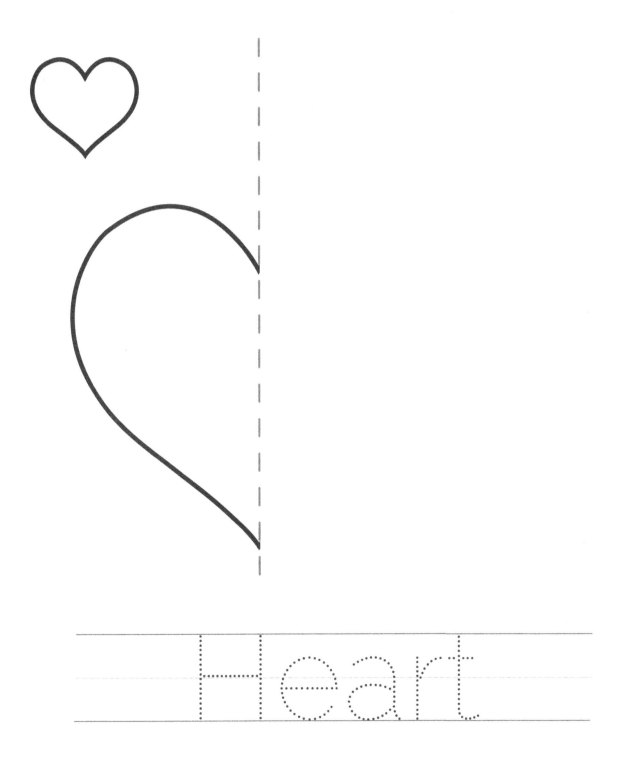

Heart

Butterfly Color by Number

Use the key at the bottom of the page to color the picture.

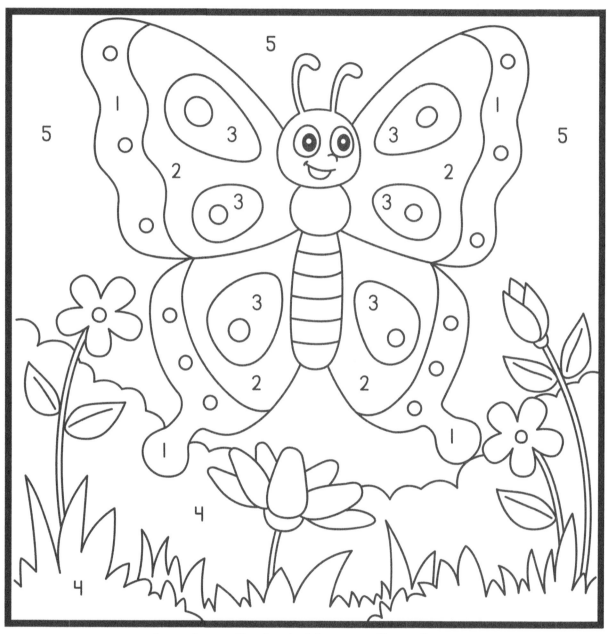

1. pink   2. dark blue   3. yellow

4. green   5. blue

Number Matching

Color the objects and match them to the correct number.

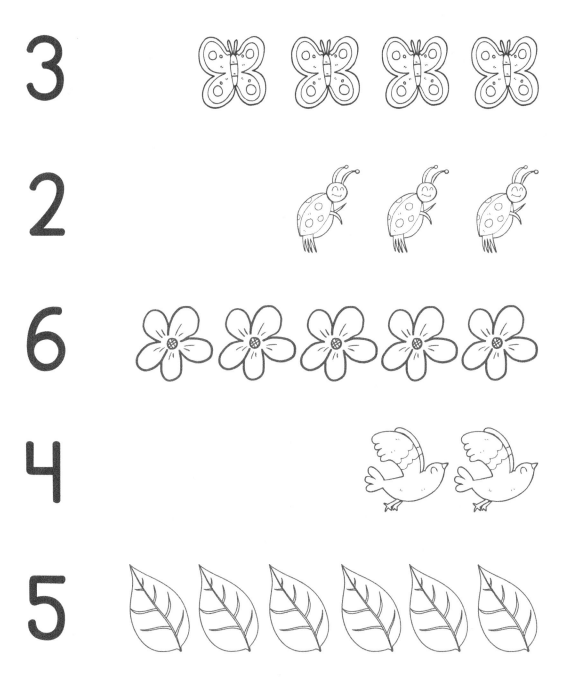

3

2

6

4

5

Bee Color by Number

Use the key at the bottom of the page to color the picture.

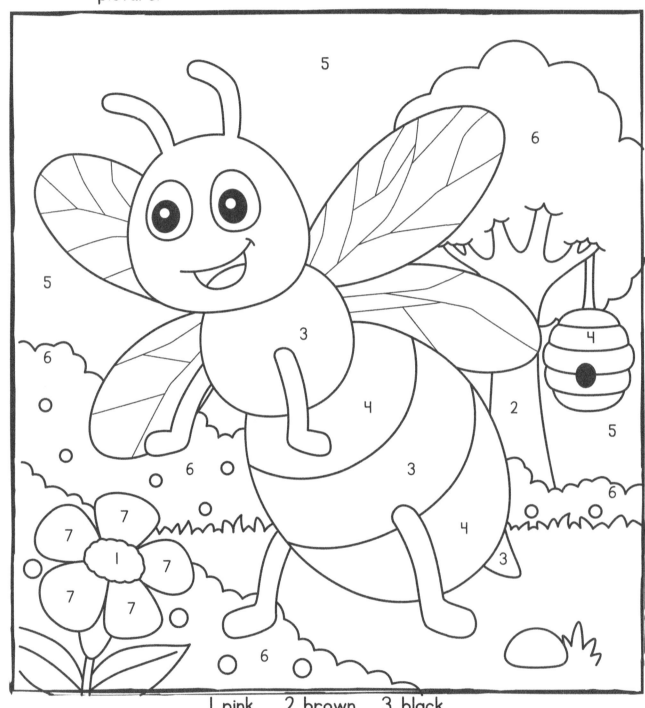

1. pink   2. brown   3. black

4. yellow   5. blue   6. green

7. purple

Count the numbers.

Can you count the numbers as you create the flower pot?

How many numbers are there?

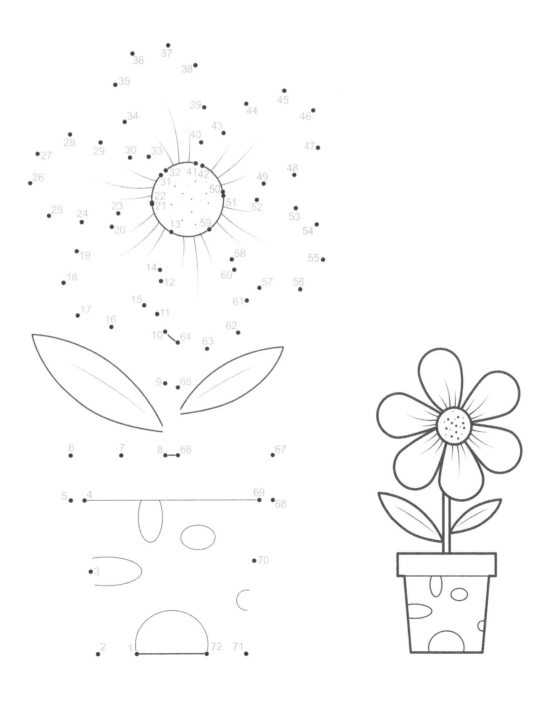

Count the numbers.

Can you count the numbers as you create the koala? How many numbers are there?

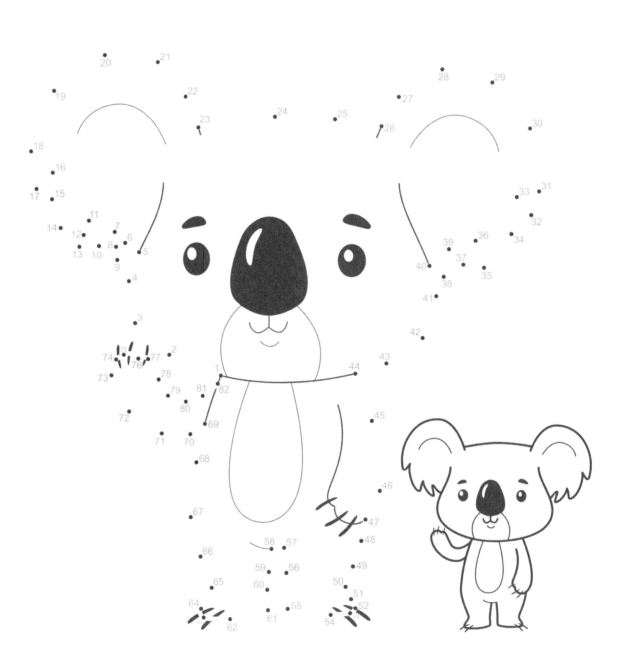

Count the numbers.

Can you count the numbers as you create the bird? How many
numbers are there?

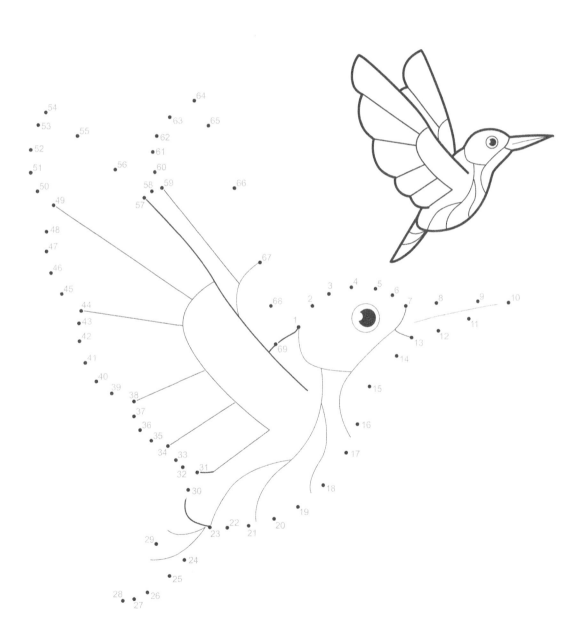

Shadow matching game.

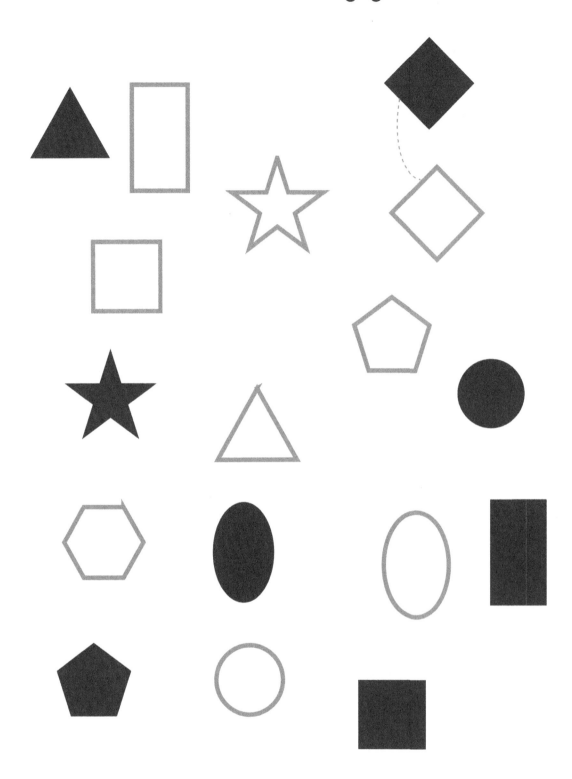

Rhyming Time With Words

Read each word. Draw a line from the word on the left to match its rhyming word on the right.

hat ●   ● star

car ●   ● box

bed ●   ● twig

fox ●   ● cat

pig ●   ● red

What did you have for breakfast?

Draw what you usually eat for breakfast

What did you have for

lunch?

Draw what you usually eat for lunch.

What did you have for dinner?

Draw what you usually eat for dinner.

Shadow matching game

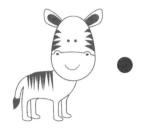 • •

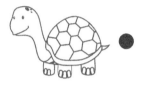 • •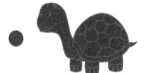

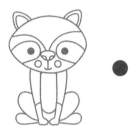 • •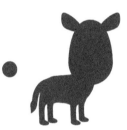

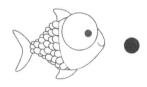 • •

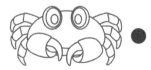 • •

Shadow matching game

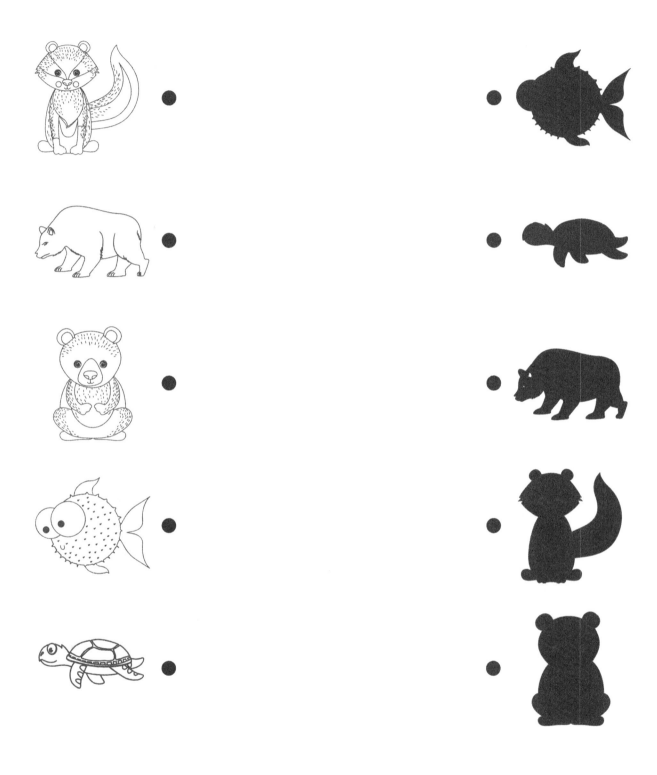

Shadow matching game

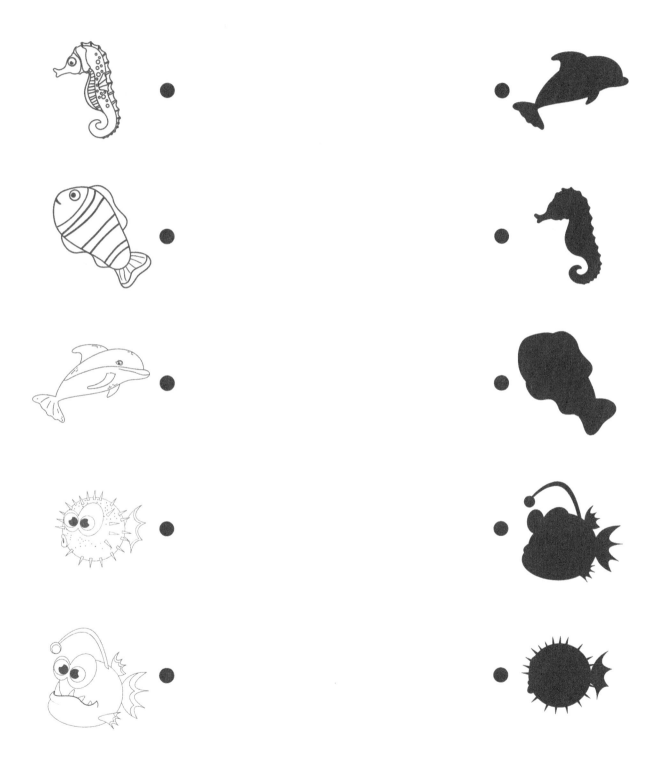

Shadow matching game

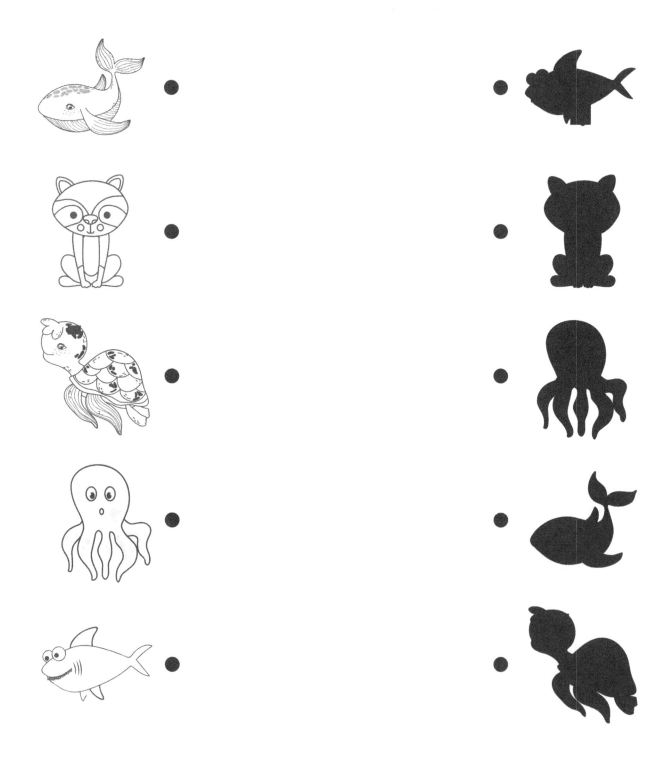

Shadow matching game

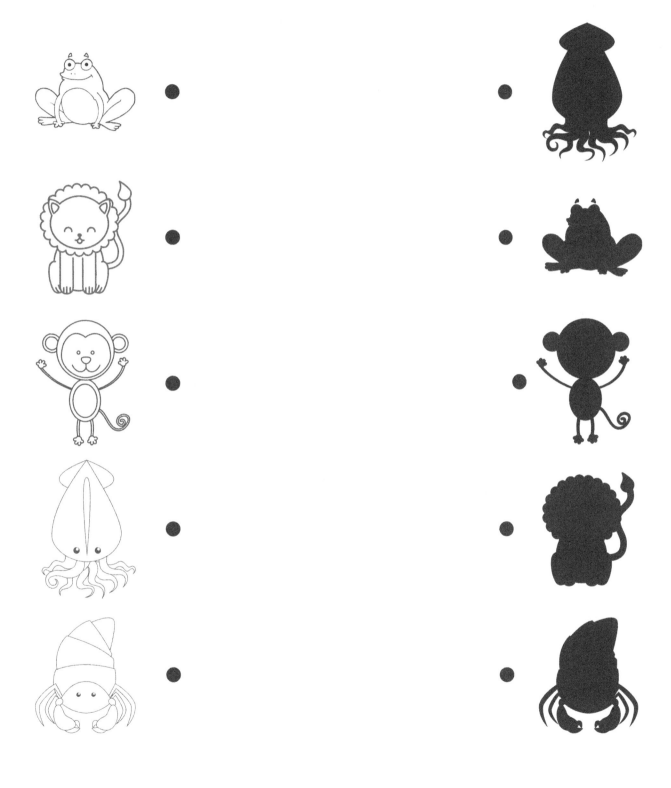

Find 3 Intruders

Theme:

Car

key

House

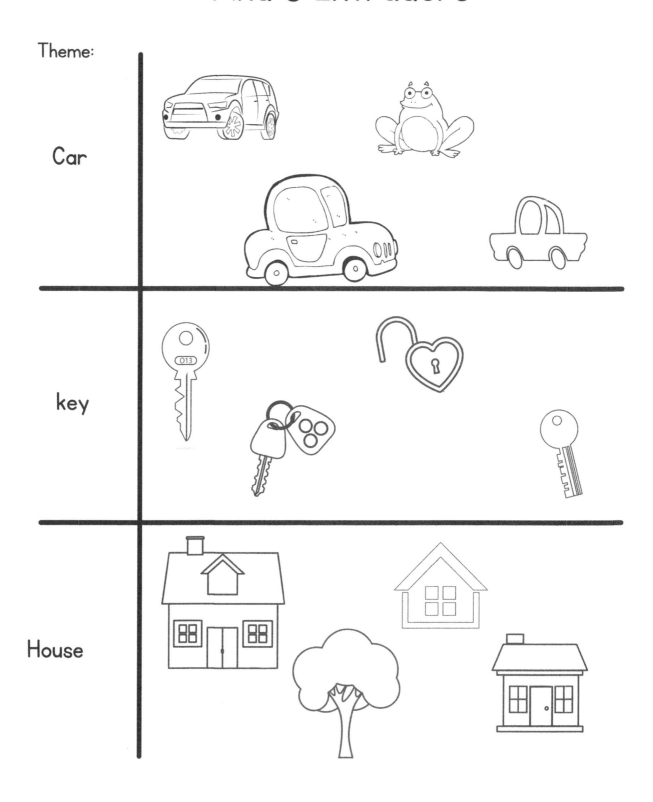

Find 3 Intruders

Theme:

Cinema

Pool

Jungle

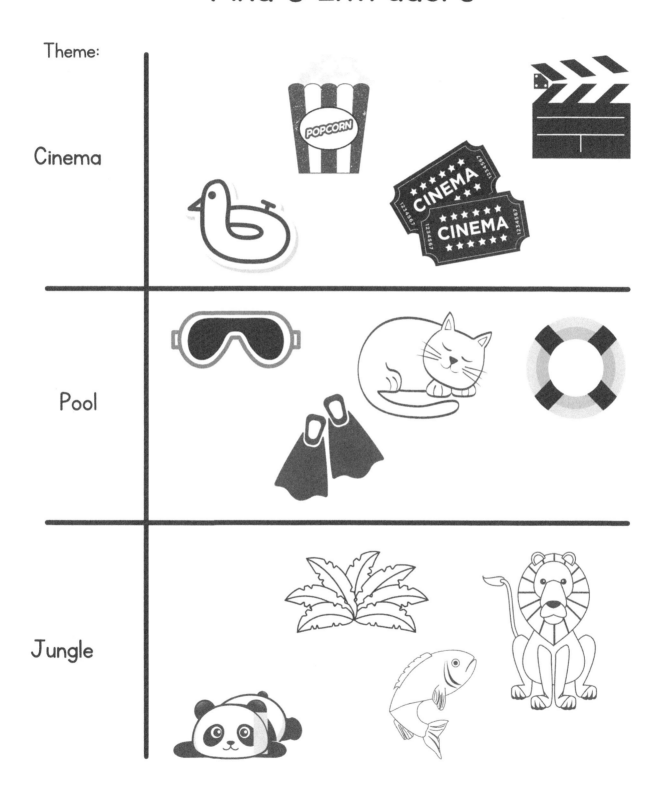

Find 3 Intruders

Theme:

Candle

Cake

Sport

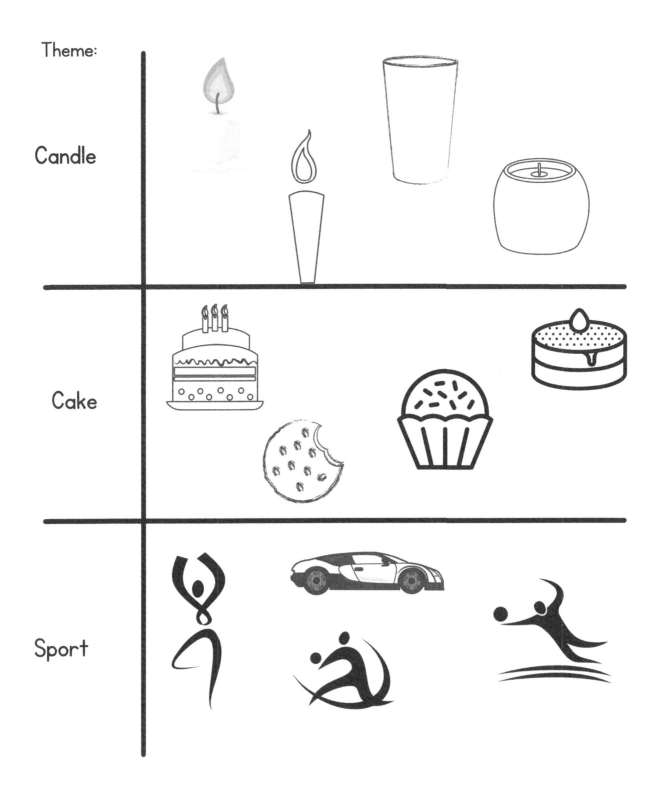

Find 3 Intruders

Theme:

Shoe

Rugby

Sea

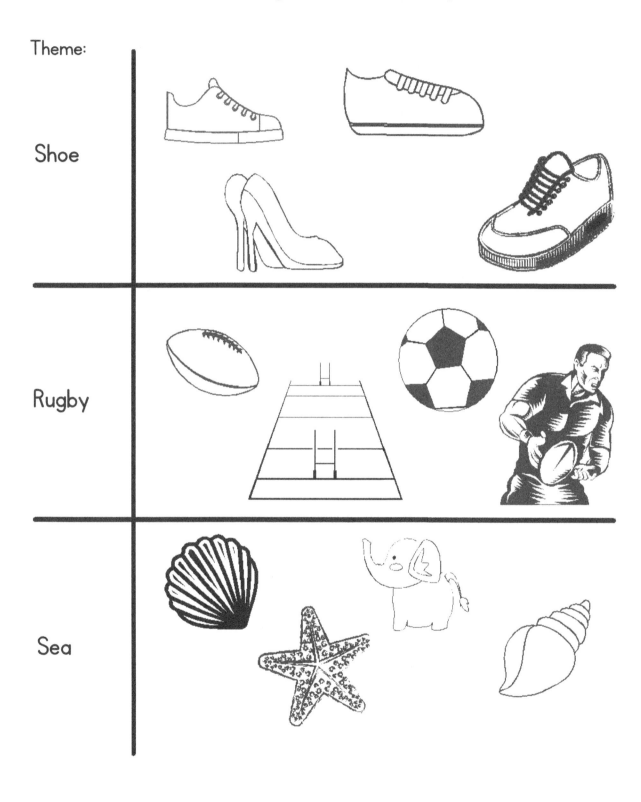

Find 3 Intruders

Theme:

Baby

Game

Kitchen

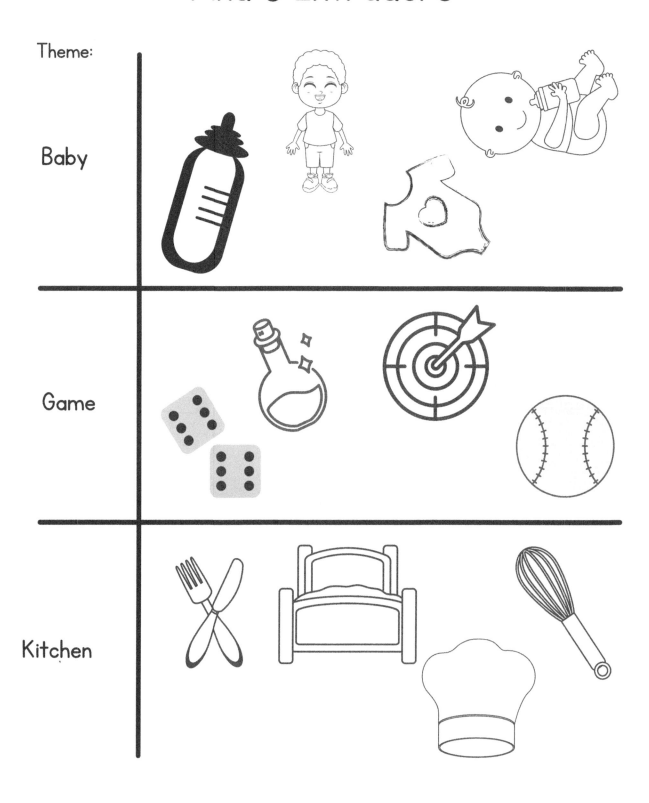

What comes next?

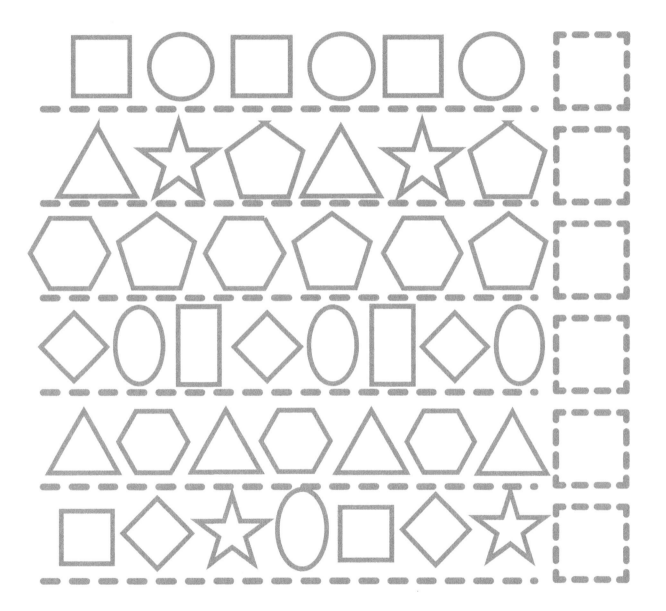

"Our greatest weakness lies in giving up. The most certain way to succeed is always to just try one more time."

–Thomas Edison

What comes next?

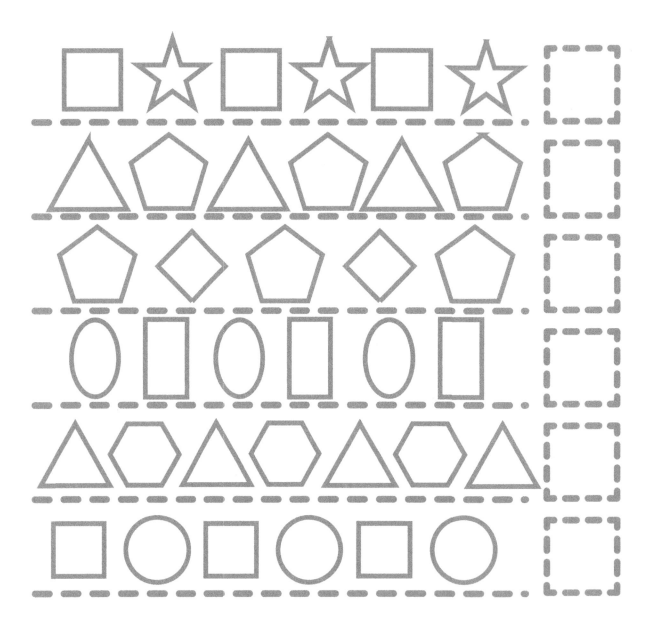

"Challenges are what make life interesting, and overcoming

them is what makes life meaningful."

–Joshua J. Marine

What comes next?

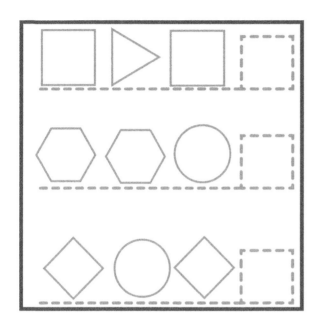

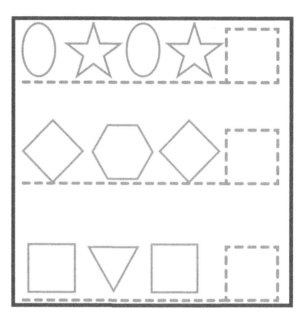

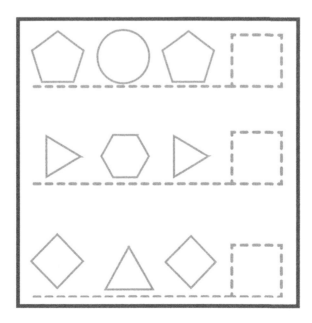

Match the
shapes to the names

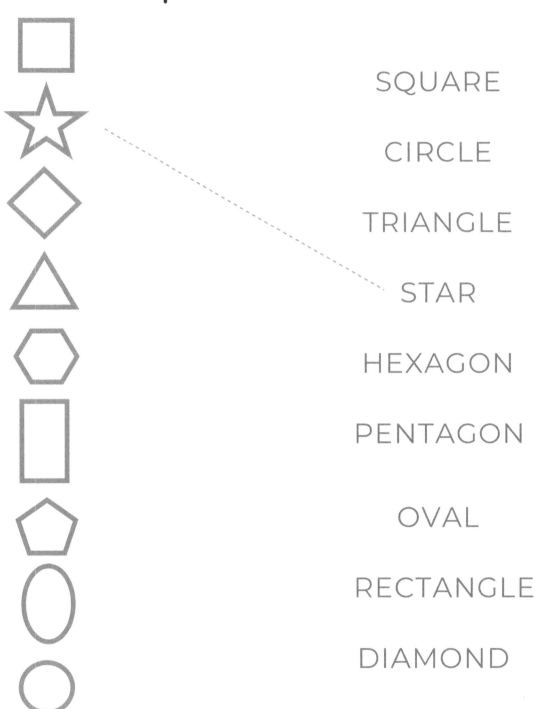

SQUARE

CIRCLE

TRIANGLE

STAR

HEXAGON

PENTAGON

OVAL

RECTANGLE

DIAMOND

Trace,Color and Cut Out with Scissors

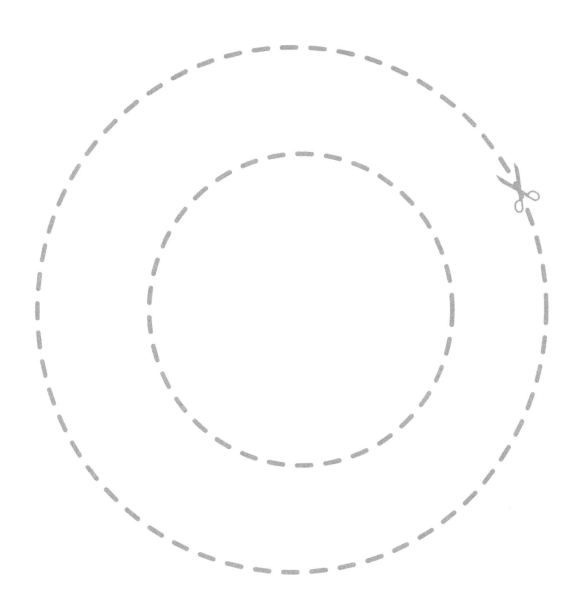

"You will face many defeats in life, but never let yourself be defeated."

–Maya Angelou

Trace,Color and Cut Out with Scissors

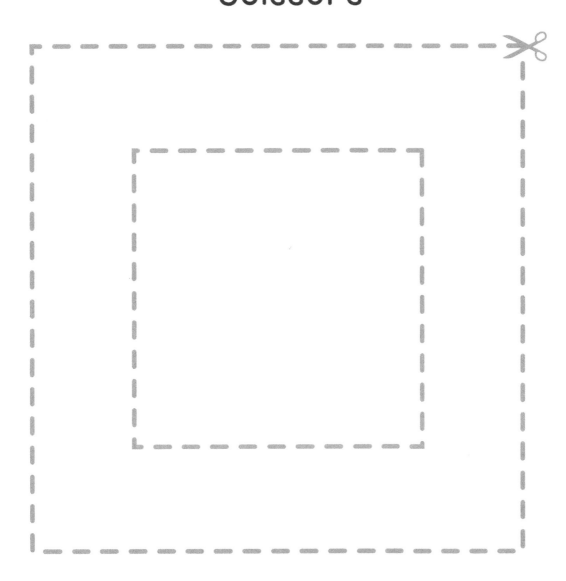

"Believe you can, and you're halfway there."

–Theodore Roosevelt

Trace,Color and Cut Out with Scissors

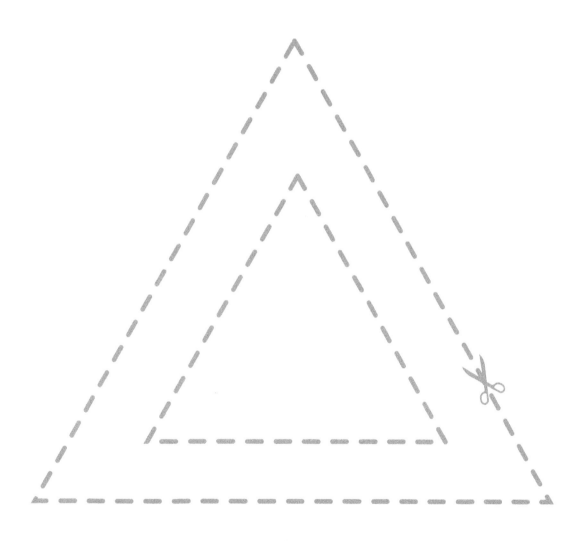

"It always seems impossible until it's done."

–Nelson Mandela

Trace,Color and Cut Out with Scissors

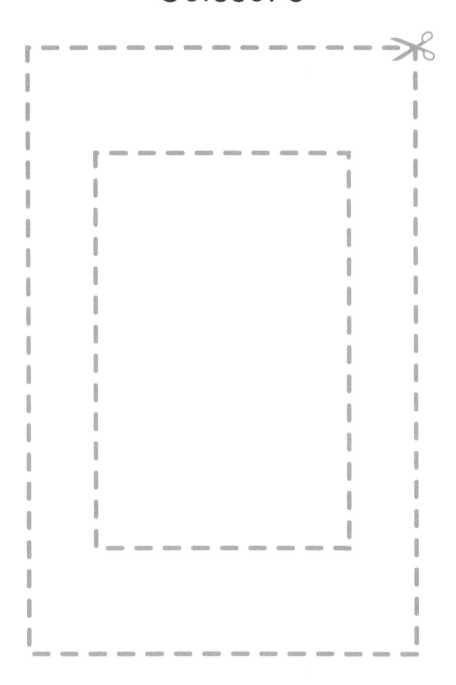

"Living in the moment means letting go of the past and not waiting for the future. It means living your life consciously, aware that each moment you breathe is a gift."
–Oprah Winfrey

Trace,Color and Cut Out with Scissors

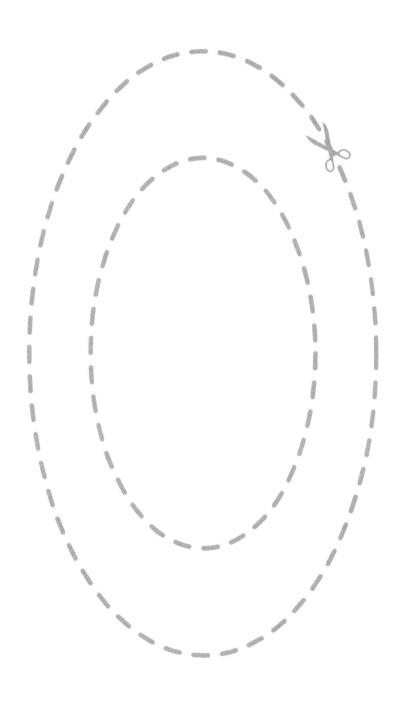

"The hard days are what make you stronger."

–Aly Raisman

Trace,Color and Cut Out with Scissors

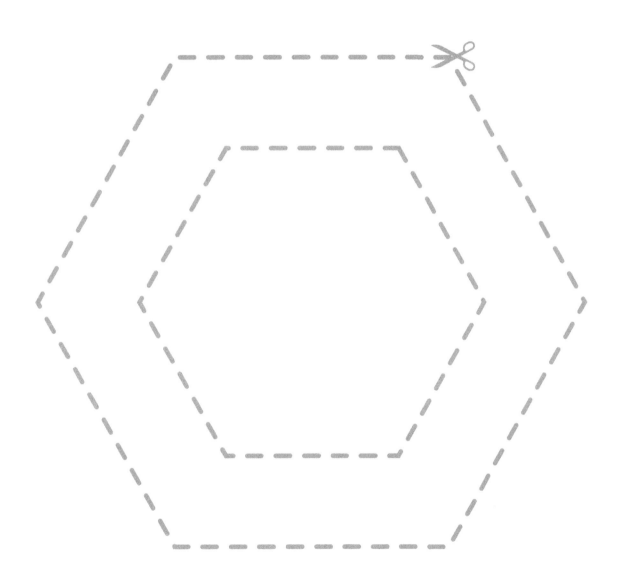

"Hardships often prepare ordinary people for an extraordinary destiny."

–C.S. Lewis

Trace,Color and Cut Out with Scissors

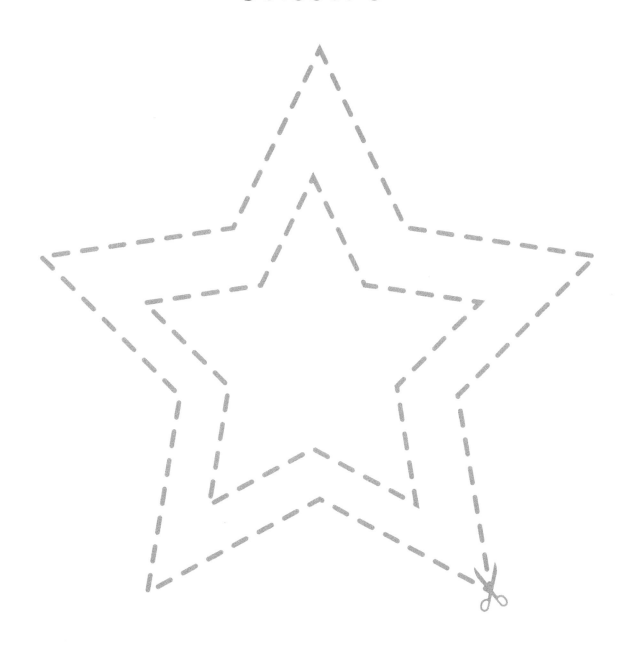

"Keep your face toward the sunshine – and shadows will fall behind you."
–Walt Whitman

Trace, Color and Cut Out with Scissors

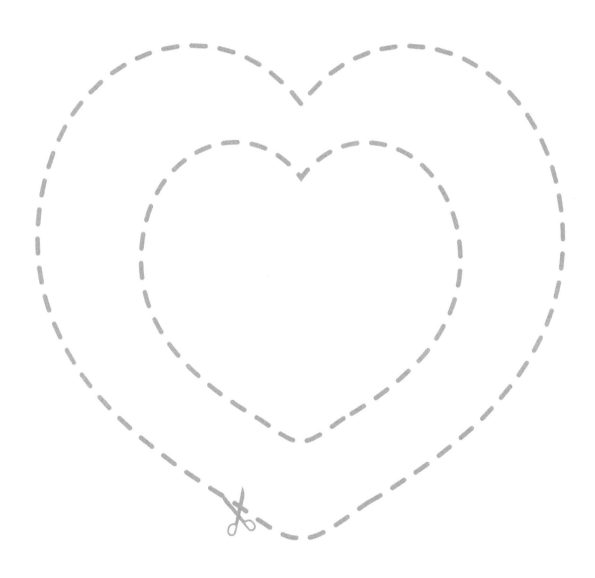

"When you give joy to other people, you get more joy in return. You should give a good thought to happiness that you can give out."

– Eleanor Roosevelt

Dot-a-dot

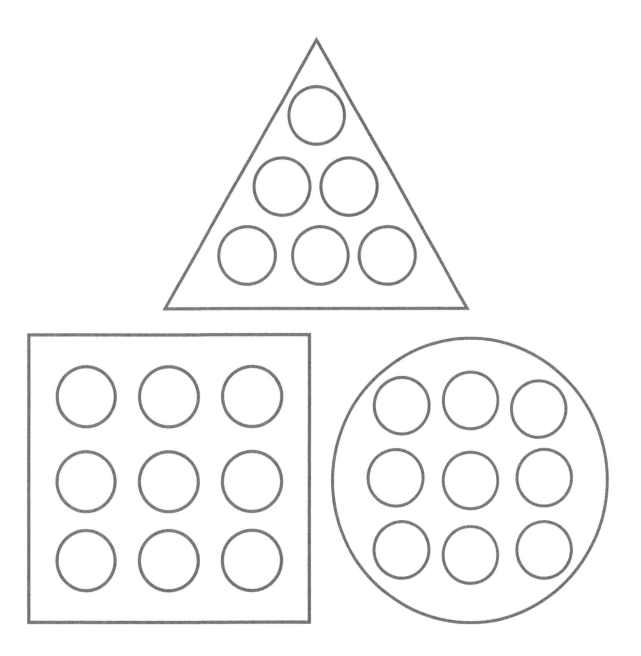

Use any objects, such as stickers, dot markers, play dough, paint, and fingers, and count while having fun!

Dot-a-dot

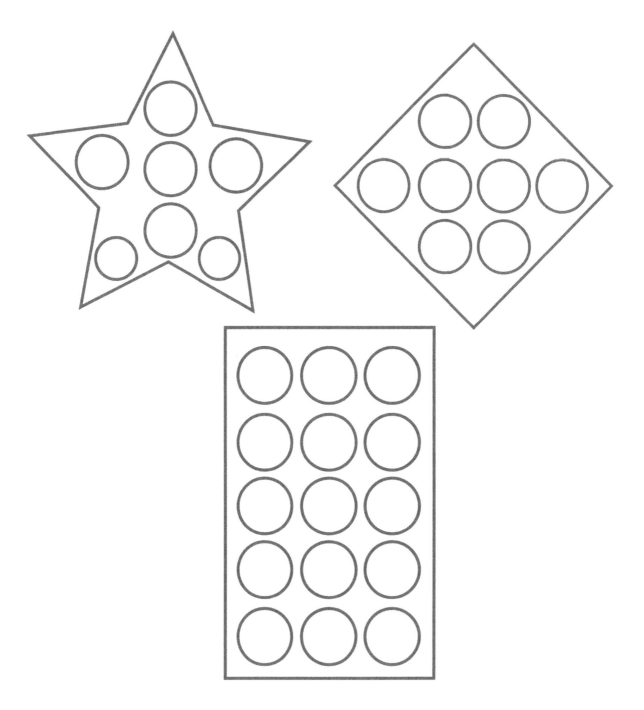

Have fun while counting by using various items such as
stickers, dot markers, play dough, paint, and your fingers!

What are homophones?

Homophones are words that

sound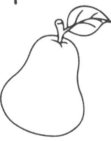

the same, but look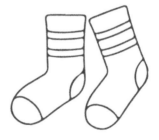

different.

pear

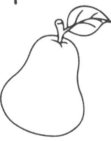

pair

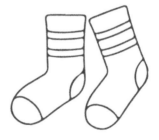

tea

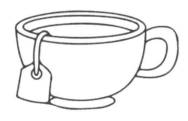

tee

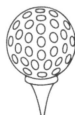

Match the homophones.

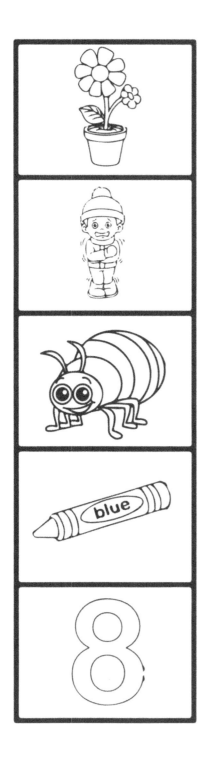

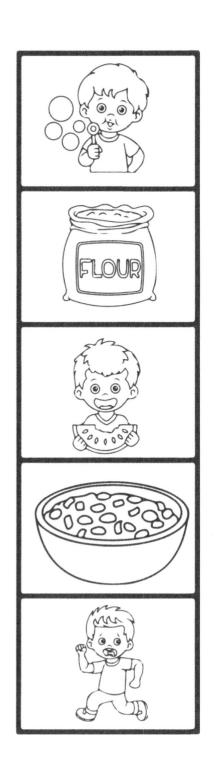

Match the homophones.

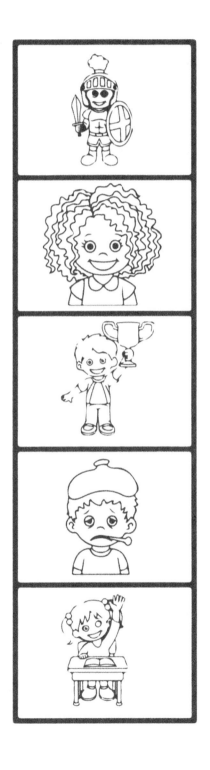

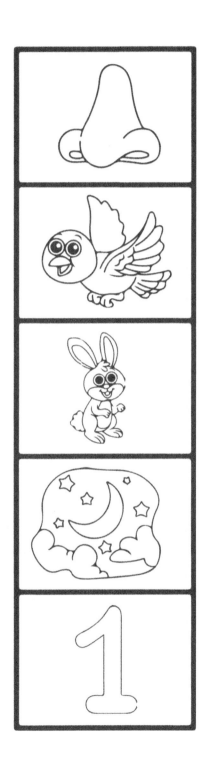

Match the homophones.

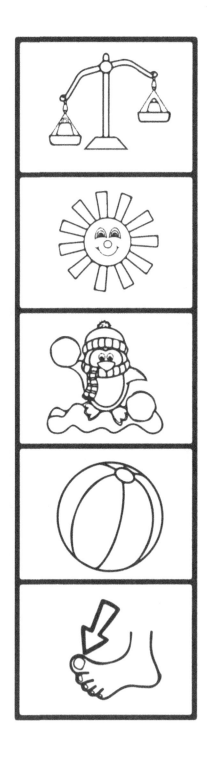
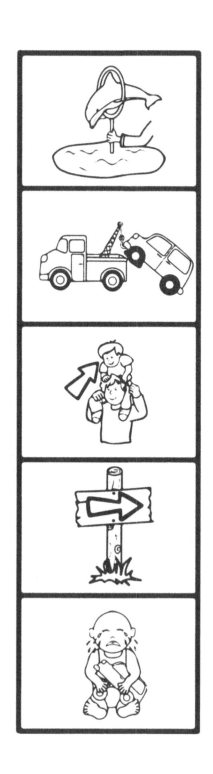

Match the homophones.

brake	bawl
through	way
see	threw
ball	blew
weigh	flour
hair	break
flower	hare
blue	sea

Match the homophones.

tea	one
sun	son
write	waist
won	tee
waste	pale
red	board
pail	read
bored	right

Color the word.

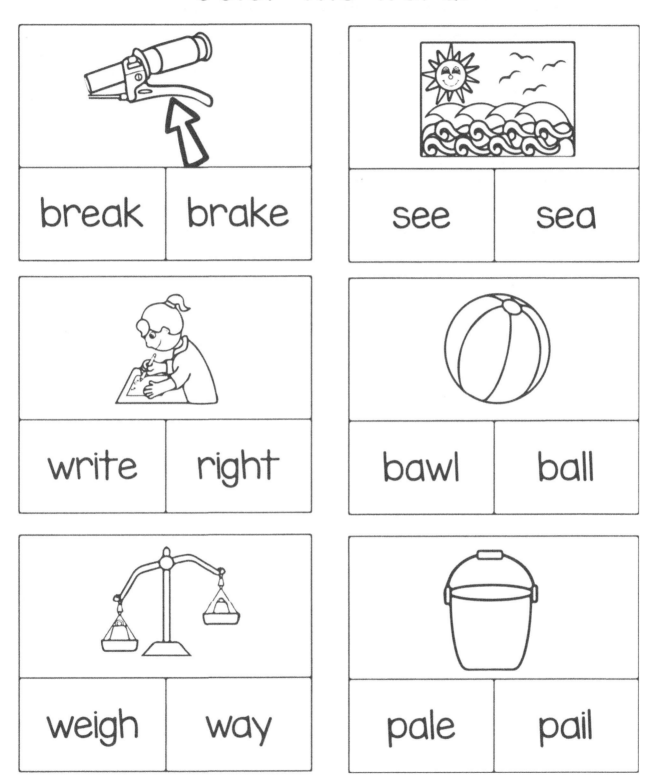

break	brake
see	sea
write	right
bawl	ball
weigh	way
pale	pail

Match the homophones.

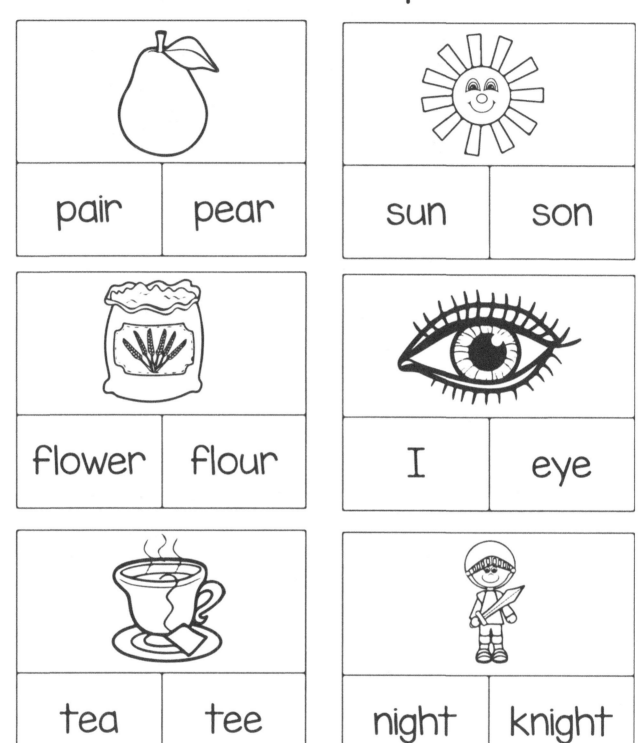

| pair | pear |

| sun | son |

| flower | flour |

| I | eye |

| tea | tee |

| night | knight |

Match the homophones.

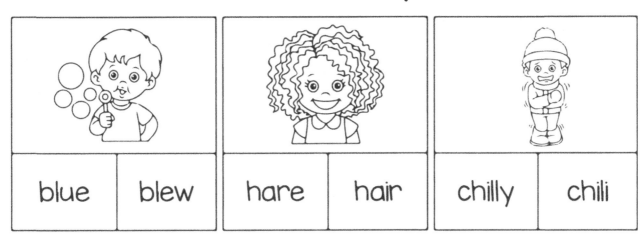

blue	blew

hare	hair

chilly	chili

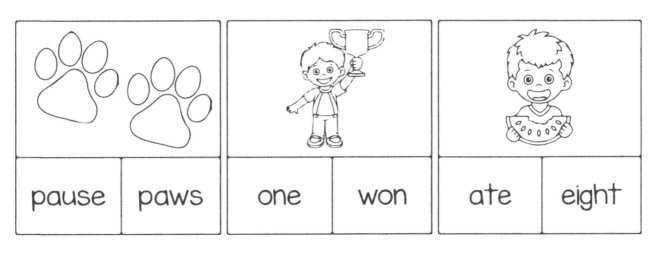

pause	paws

one	won

ate	eight

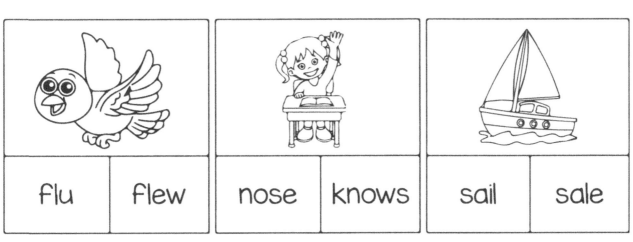

flu	flew

nose	knows

sail	sale

Match the homophones.

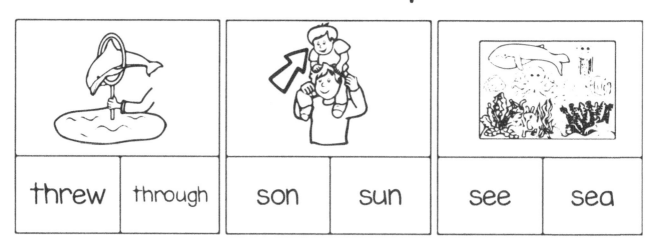

| threw | through | son | sun | see | sea |

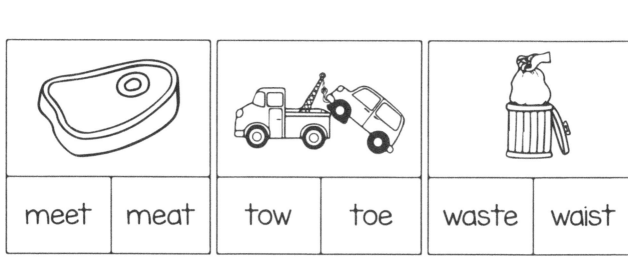

| meet | meat | tow | toe | waste | waist |

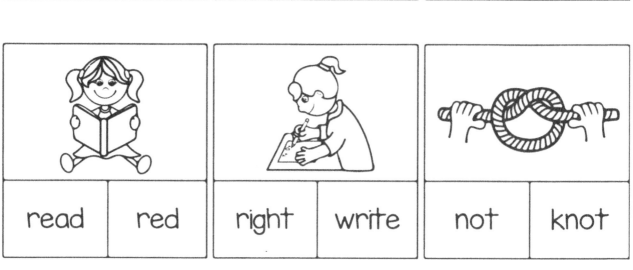

| read | red | right | write | not | knot |

Color the homophone pairs.
Pick a color for each homophone pair.

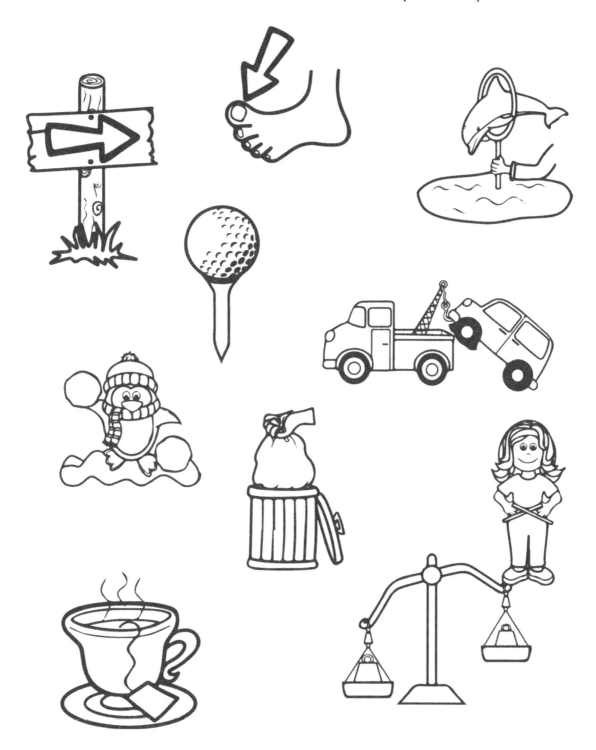

Color the homophone pairs.

Pick a color for each homophone pair.

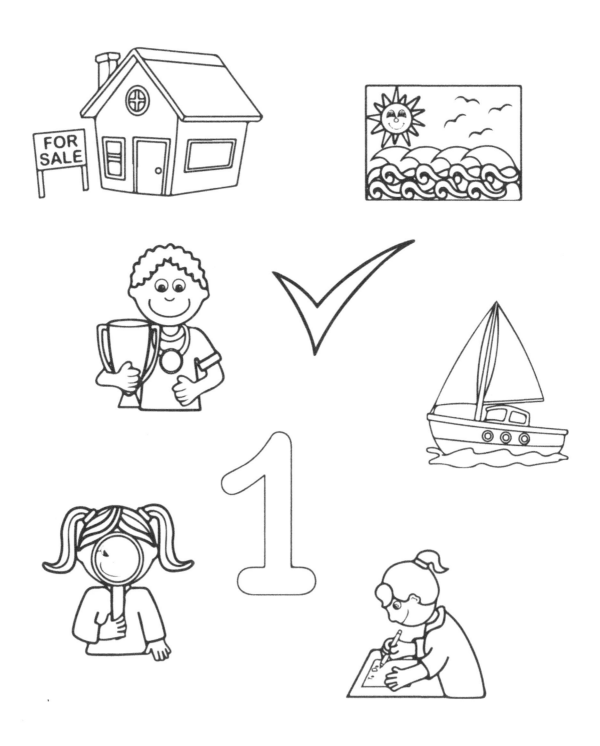

Which word?

Which word belongs in each sentence? Write the words in the correct spots.

won	flew	hare	night	bare
hair	knight	bear	flu	one

The sky is dark at _____.

The _____ put on his armor.

Do you know who _____ the game?

Can I have _____ cookie?

I saw the _____ hop by outside.

Don't forget to brush your _____.

My hands were _____ because I forgot my gloves.

The _____ crawled into his cave.

I was sick with the _____.

The bird _____ to its nest.

Which word?

Which word belongs in each sentence? Write the words in the correct spots.

weigh	tow	red	sail	blew
read	sale	blue	way	toe

She _____ a giant bubble.

Do you see my _____ shirt?

How much does the apple _____?

Which _____ should I go?

We needed a _____ truck for our

broken car.

I stubbed my big _____.

We went to the garage _____.

Let's _____ around the lake!

My favorite color is _____.

I _____ my favorite book late night.

CROSSWORDS

ACROSS
1. A young dog
2. Bearer of the earth in Iroquois creation stories

DOWN
1. Brightly-coloured tropical bird

CROSSWORDS

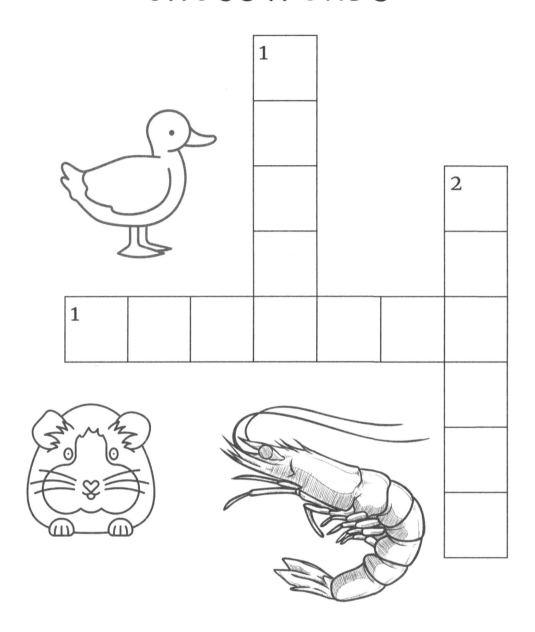

ACROSS
1. Pet rodent

DOWN
1. Common water birds
2. Fishy type of sympathiser? None as yet!

CROSSWORDS

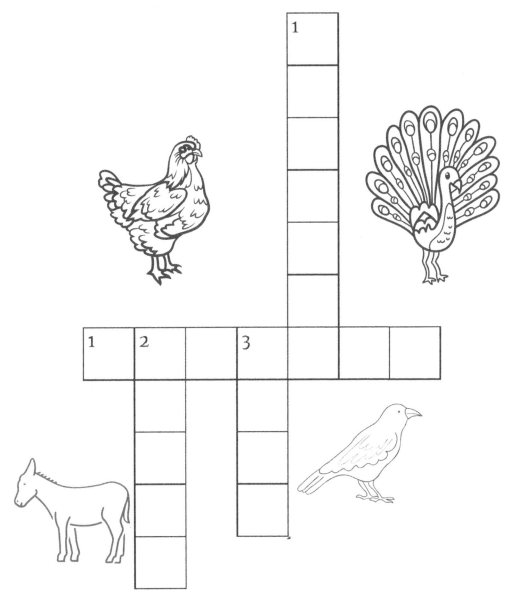

ACROSS
1. Domestic fowl

DOWN
1. Bird with showy tail feathers
2. Black Beauty is one
3. Swagger like a blackbird

CROSSWORDS

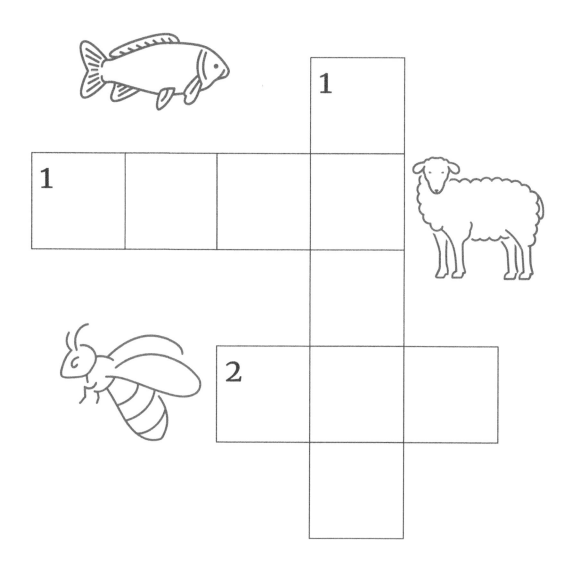

ACROSS
1. These live in the sea
2. Honey maker

DOWN
1. Meek follower

CROSSWORDS

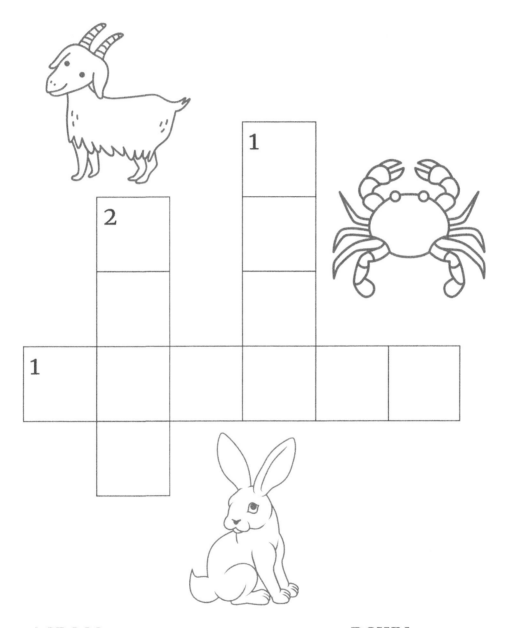

ACROSS
1. Peter or Jessica

DOWN
1. Summer zodiac animal
2. Horned farm animal

How many objects are there?

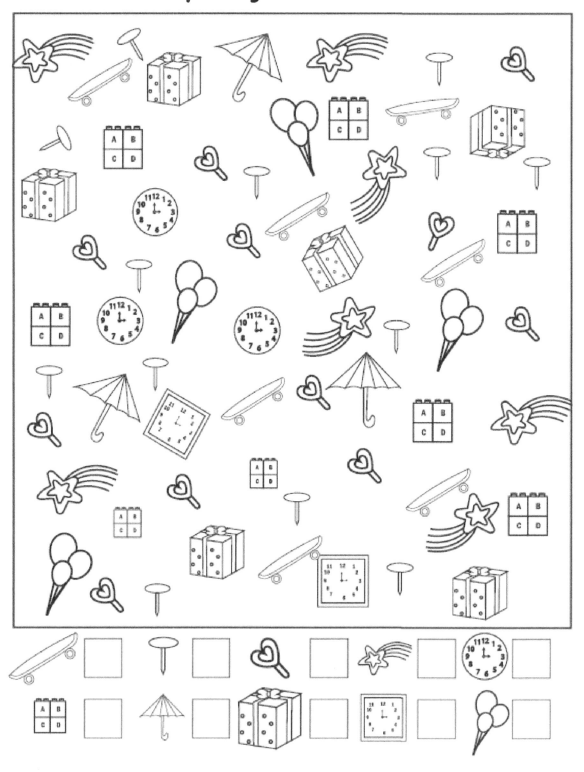

How many objects are there?

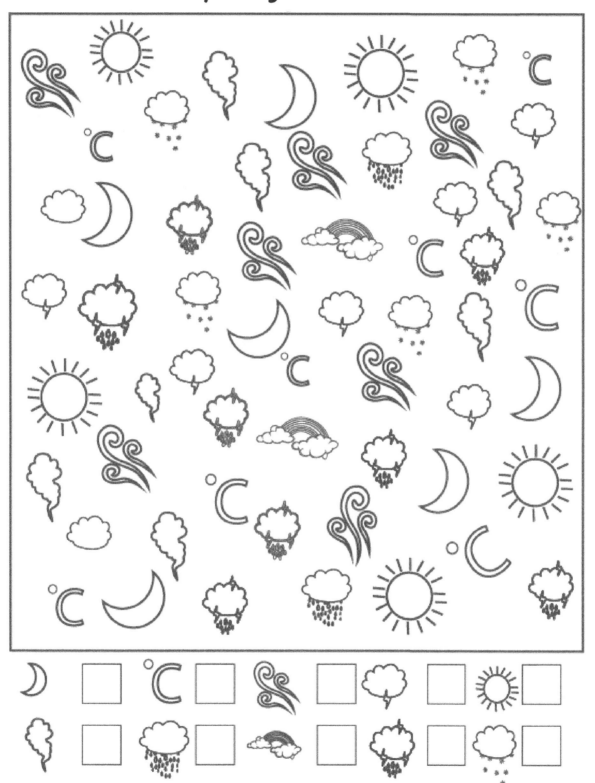

How many objects are there?

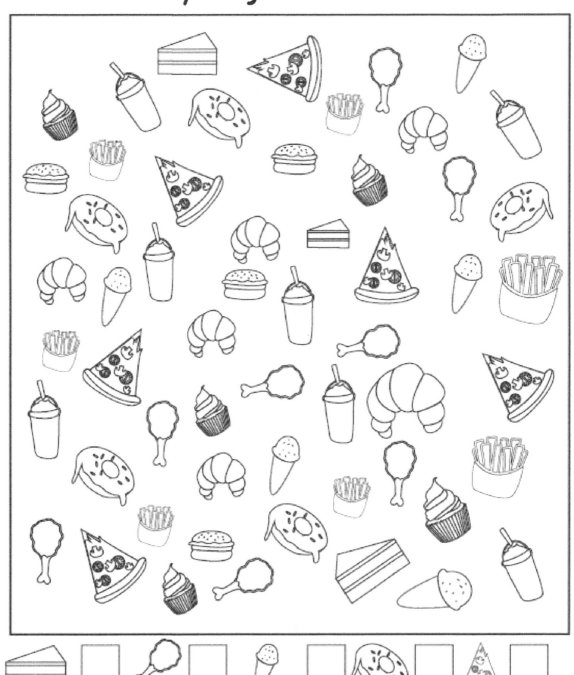

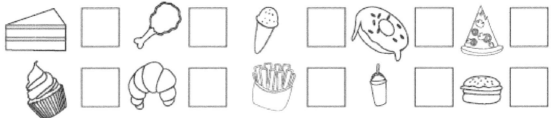

FIVE THINGS

Name 5 Holidays

_____   _____   _____

_____   _____

Name 5 colors

_____   _____   _____

_____   _____

Name 5 animals

_____   _____   _____

_____   _____

Name 5 things in nature.

_____   _____   _____

_____   _____

Name 5 things that are red

_____   _____   _____

_____   _____

Name 5 types of cars

_____   _____   _____

_____   _____

SHOWING EMOTION

In your opinion, which of the following images best captures the emotion?

STRESSED	SILLY
SCARED	HAPPY

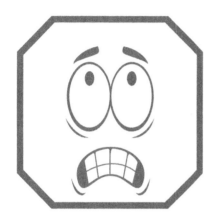
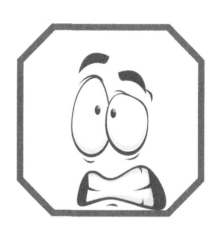

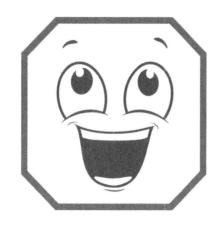
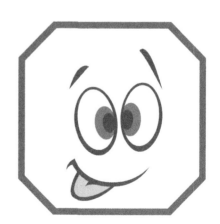

SHOWING EMOTION

In your opinion, which of the following images best captures the emotion?

ANGRY

EXCITED

HOPEFUL

EMBARRASSED

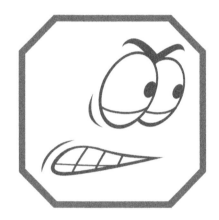

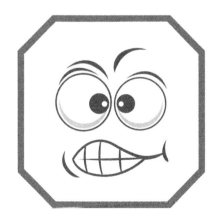

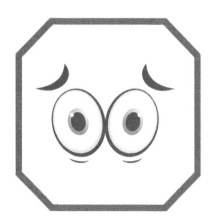

SHOWING EMOTION

In your opinion, which of the following images best captures the emotion?

SAD

HURT

NERVOUS

SHOCKED

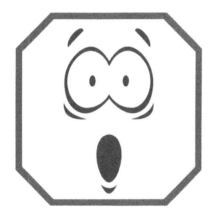

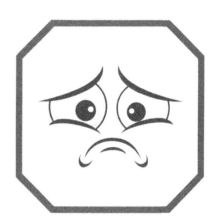

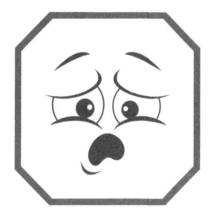

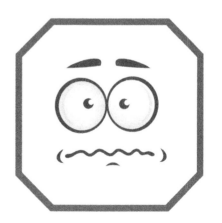

Word Categories

Move the words below into the correct boxes for
nouns, adjectives, and verbs.

house	happy	grow	cat
sad	car	doctor	drink
fast	blue	eat	round
school	fly	funny	hot

Noun	Verb	Adjective
_____	_____	_____
_____	_____	_____
_____	_____	_____
_____	_____	_____
_____	_____	_____
_____	_____	_____

Create a sentence using two of the words above:

_____

_____

Where Do They Belong?

Sort the words into the correct category.

Write them inside the boxes.

olives	lettuce	castle	school	parrot
jellyfish	giraffe	kangaroo	milk	mall
school	park	pizza	pig	cookie

ANIMALS	FOOD	PLACES

Where can I buy...?

Classify the things into the places where you can buy them.

Coffee	A dress	Apples	Cakes	Pencils
Cereals	A teddy bear	Trousers	Buns	Medicine
Lettuce	Muffins	Pens	Toothpaste	A puzzle
Scissors	Paper	A ball	Perfume	Sandwiches
A T-shirt	Bananas	Lemons	Soap	Dairy products

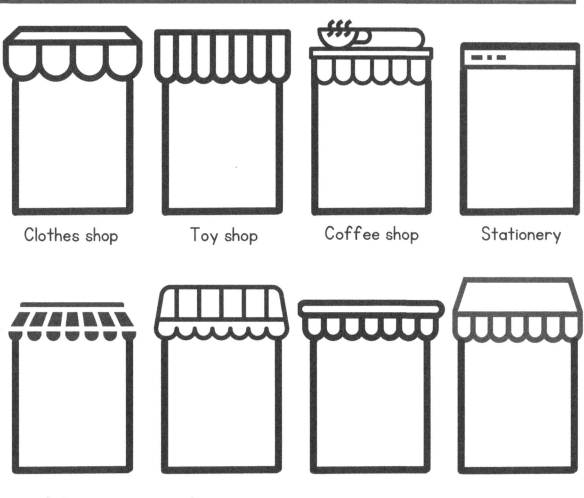

Clothes shop   Toy shop   Coffee shop   Stationery

Baker's   Chemist's   Greengrocer's   Supermarket

Money Words

quarter

1.

nickel

2.

dime

3.

penny

4.

dollar

5.

half dollar

6.

Word sort 'ing.'

Read out loud each word below, and write into the correct column below, adding 'ing.'

hop	shop	saw
sleep	hurt	flop
skip	open	allow
run	stop	play

Only add 'ing'	Double final consonant and add 'ing'

Telling Time to the Hour

Which digital clock shows the same time as the
analog clock? Circle the correct answer.

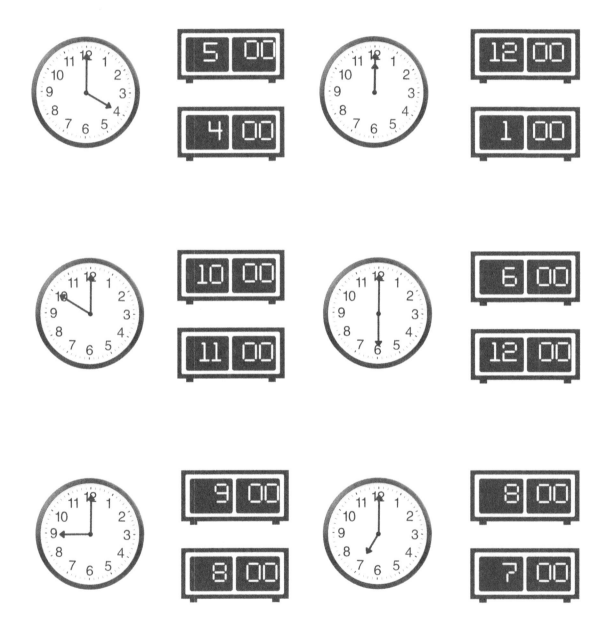

Telling time

Read and draw the hands on the clocks to show the time

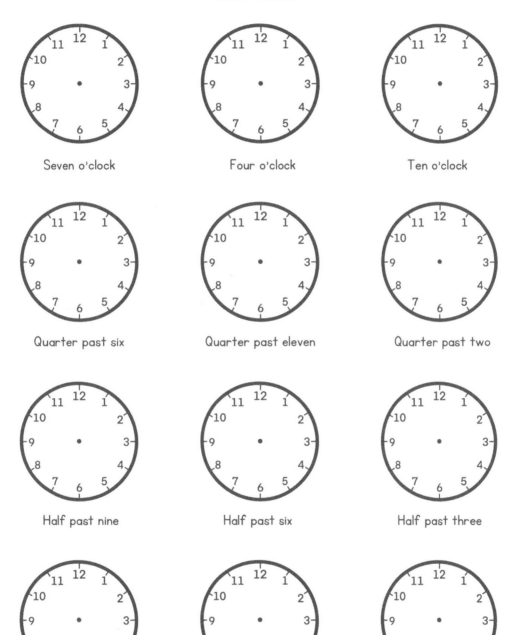

Seven o'clock

Four o'clock

Ten o'clock

Quarter past six

Quarter past eleven

Quarter past two

Half past nine

Half past six

Half past three

Quarter to twelve

Quarter to five

Quarter to one

Telling time

Draw the hour and minute hand on
the clock to show the given time.

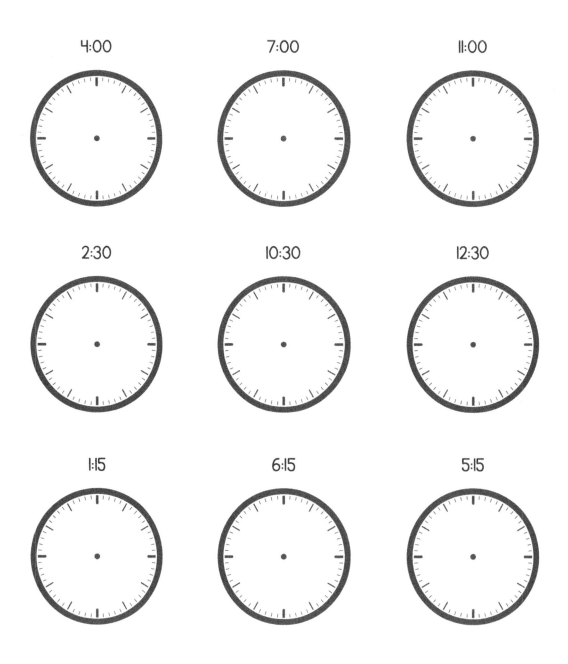

4:00

7:00

11:00

2:30

10:30

12:30

1:15

6:15

5:15

As you plan your month, use the calendar to mark important dates.

MONTHLY PLANNER

MONTH _____   YEAR _____

M	T	W	T	F	S	S

TO DO LIST   NOTES

_____   _____

_____   _____

_____   _____

_____   _____

_____   _____

_____   _____

As you plan your month, use the calendar to mark important dates.

MONTHLY PLANNER

MONTH _____   YEAR _____

M	T	W	T	F	S	S

TO DO LIST   NOTES

_____   _____

_____   _____

_____   _____

_____   _____

_____   _____

As you plan your month, use the calendar to mark important dates.

MONTHLY PLANNER

MONTH _____   YEAR _____

M	T	W	T	F	S	S

TO DO LIST

_____

_____

_____

_____

_____

NOTES

_____

_____

_____

_____

_____

As you plan your month, use the calendar to mark important dates.

MONTHLY PLANNER

MONTH _____   YEAR _____

M	T	W	T	F	S	S

TO DO LIST

_____

_____

_____

_____

_____

NOTES

_____

_____

_____

_____

_____

As you plan your month, use the calendar to mark important dates.

MONTHLY PLANNER

MONTH _____   YEAR _____

M	T	W	T	F	S	S

TO DO LIST

_____
_____
_____
_____
_____

NOTES

_____
_____
_____
_____
_____

As you plan your month, use the calendar to mark important dates.

MONTHLY PLANNER

MONTH _____   YEAR _____

M	T	W	T	F	S	S

TO DO LIST

NOTES

_____   _____

_____   _____

_____   _____

_____   _____

_____   _____

_____   _____

As you plan your month, use the calendar to mark important dates.

MONTHLY PLANNER

MONTH _____   YEAR _____

M	T	W	T	F	S	S

TO DO LIST   NOTES

_____   _____

_____   _____

_____   _____

_____   _____

_____   _____

As you plan your month, use the calendar to mark important dates.

MONTHLY PLANNER

MONTH _____   YEAR _____

M	T	W	T	F	S	S

TO DO LIST   NOTES

_____   _____

_____   _____

_____   _____

_____   _____

_____   _____

_____   _____

As you plan your month, use the calendar to mark important dates.

MONTHLY PLANNER

MONTH _____   YEAR _____

M	T	W	T	F	S	S

TO DO LIST   NOTES

As you plan your month, use the calendar to mark important dates.

MONTHLY PLANNER

MONTH _____   YEAR _____

M	T	W	T	F	S	S

TO DO LIST   NOTES

_____   _____

_____   _____

_____   _____

_____   _____

_____   _____

As you plan your month, use the calendar to mark important dates.

MONTHLY PLANNER

MONTH _____   YEAR _____

M	T	W	T	F	S	S

TO DO LIST

_____

_____

_____

_____

_____

NOTES

_____

_____

_____

_____

_____

As you plan your month, use the calendar to mark important dates.

MONTHLY PLANNER

MONTH _____   YEAR _____

M	T	W	T	F	S	S

TO DO LIST   NOTES

_____   _____

_____   _____

_____   _____

_____   _____

_____   _____

Opposite Words

Draw a line to match each picture with its opposite.

fast ●   ● cold

long ●   ● back

hot ●   ● night

front ●   ● slow

full ●   ● sad

day ●   ● short

happy ●   ● empty

Opposite Words

Draw a line to match each picture with its opposite.

wet ●   ● no

left ●   ● many

tall ●   ● hard

yes ●   ● dry

dark ●   ● bright

soft ●   ● short

smooth ●   ● old

young ●   ● rough

few ●   ● right

Trace and repeat the pattern

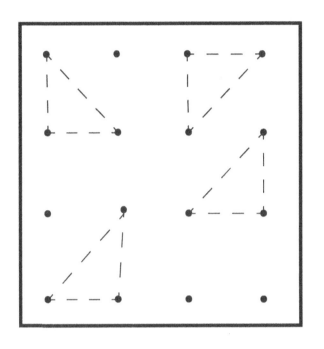
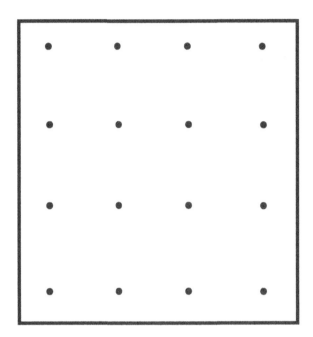
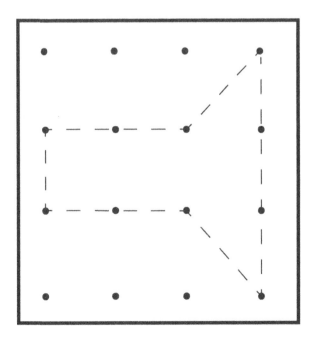
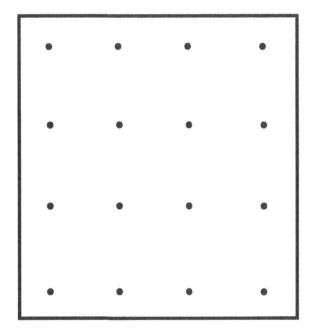

Trace and repeat the pattern

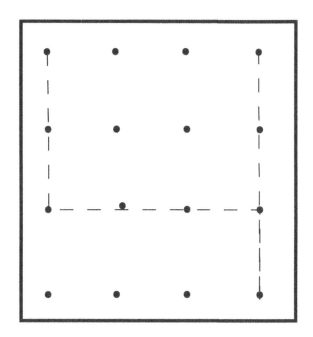
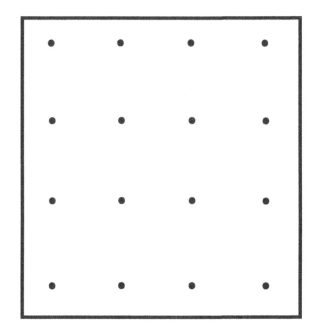
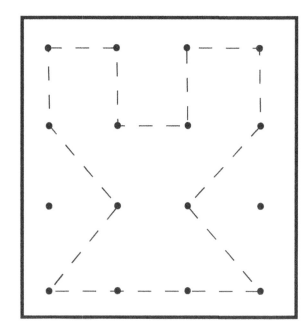
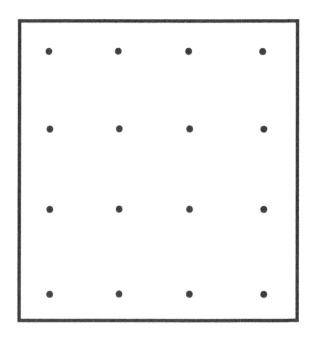

Trace and repeat the pattern

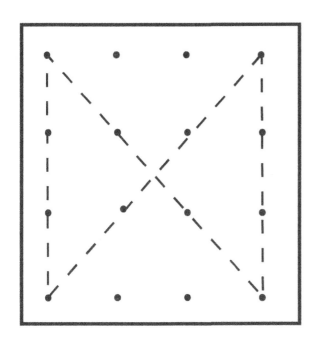
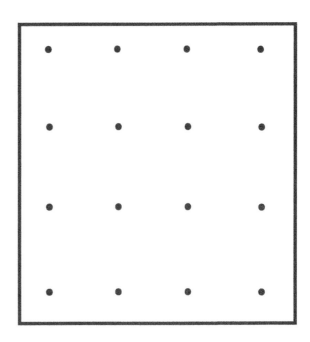

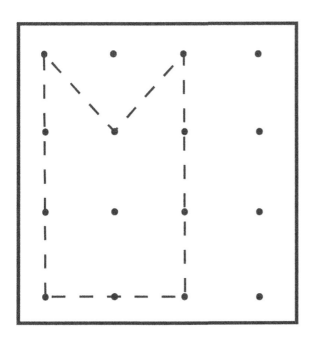
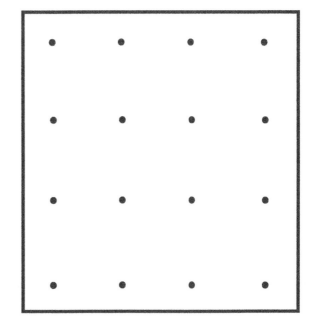

Trace and repeat the pattern

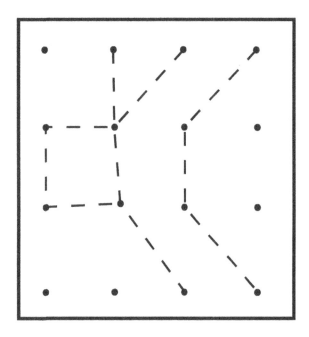
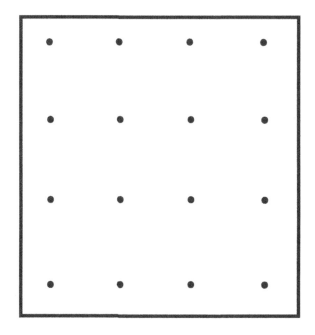
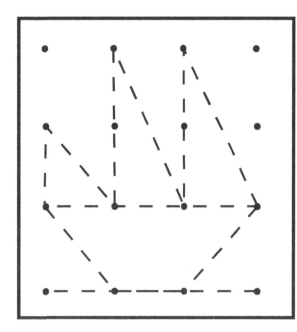
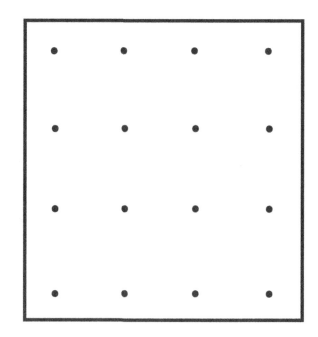

Trace and repeat the pattern

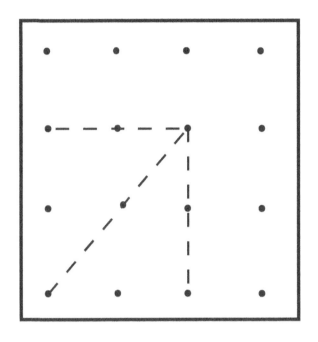 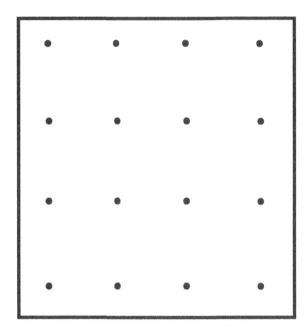

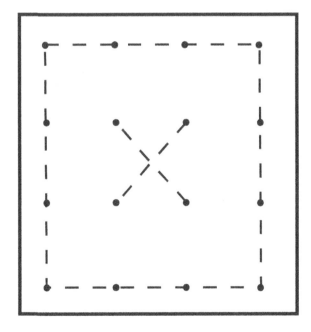 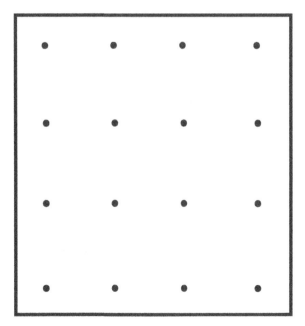

```
O  N  S  M  B  X  J  H  K  O  F  X  C  E  G
E  R  O  W  E  L  I  M  S  Q  O  T  R  Y  Z
W  Y  A  Q  V  N  E  N  N  N  I  Y  B  N  Q
P  Z  M  C  R  P  L  K  A  F  P  Z  P  R  A
N  W  H  Y  E  I  B  M  R  R  N  Z  E  V  Y
I  J  Q  O  E  O  A  E  H  L  E  P  G  L  F
Q  B  O  S  S  E  C  A  G  K  A  T  R  F  N
Z  Z  A  W  H  O  W  G  N  P  J  Y  E  Y  X
R  I  I  B  V  Q  Z  P  I  S  U  M  O  V  P
Q  Z  Z  E  W  I  I  E  N  N  Z  S  G  L  M
X  F  R  Z  I  D  N  Y  N  E  L  Q  M  T  Z
U  E  G  K  G  A  G  L  I  R  Q  U  K  P  N
J  Z  V  S  P  Z  K  G  W  U  F  F  S  Q  X
G  G  Y  B  G  J  Z  V  X  P  Y  O  Q  O  T
L  U  V  L  T  Y  R  L  U  Q  Z  S  A  B  D
```

ABLE	PURE	WINNING
ACE	RECOVER	ZING
BOSS	SMILE	
LOYAL	VETERAN	

```
R  B  J  C  F  N  D  Z  Y  H  F  E  L  Y  F
A  R  W  Q  X  K  H  M  S  C  Y  F  N  D  Z
X  H  T  M  X  N  F  H  J  R  S  U  V  X  F
Q  U  A  F  F  E  C  T  G  U  G  A  W  L  A
O  J  Q  R  N  C  A  T  N  Y  M  E  S  C  T
E  Q  U  I  J  N  G  N  U  O  Y  P  H  S  I
L  E  L  M  W  L  W  F  G  Z  X  I  V  P  Y
P  Y  P  Q  B  K  E  E  N  X  E  P  T  W  L
I  L  W  H  V  O  O  C  N  V  W  D  Q  E  E
H  S  Y  W  W  T  J  H  E  Y  H  N  I  U  H
W  K  I  L  T  S  U  B  O  R  Y  G  J  E  Q
T  N  J  A  V  W  N  P  I  V  O  G  K  N  K
S  A  D  U  H  P  H  U  Q  N  C  V  Y  A  C
E  H  D  Y  J  N  M  W  I  H  H  B  K  T  X
T  T  X  M  Q  C  V  C  W  Q  B  X  D  Y  A
```

ACHIEVE	ROBUST	WHIP
AFFECT	SASSY	YOUNG
JUMP	TEST	
KEEN	THANKS	

```
X  O  E  L  G  H  G  A  H  W  X  V  Y  F  I
C  P  W  P  X  S  K  D  J  R  J  J  B  S  F
R  C  H  C  K  Y  L  E  J  R  W  T  C  I  N
G  K  U  T  U  A  O  Z  V  P  M  G  P  O  G
G  U  Y  T  D  R  W  U  R  O  V  A  C  E  T
D  F  B  S  O  N  Q  O  T  H  L  B  E  E  E
H  J  Y  B  S  Z  D  L  T  H  D  V  O  D  T
G  O  B  Y  W  U  B  R  R  E  I  C  H  Q  N
B  Q  Y  L  C  D  U  J  V  B  Q  B  G  F  A
K  C  F  E  V  D  E  I  R  B  T  B  Z  Z  F
D  R  Z  T  O  U  V  A  E  H  G  N  P  O  K
K  W  R  A  P  E  N  M  Z  K  G  B  E  Y  L
D  W  L  T  R  T  Q  J  R  E  R  I  R  M  C
Z  Z  A  T  X  Y  I  A  U  G  S  F  K  L  Z
N  G  M  U  W  Q  Q  Z  X  P  J  T  Y  A  G
```

BIG	PRODUCE	YOUTH
KUDOS	REVIVED	ZEST
LOVE	VIBRANT	
PERKY	WRAP	

```
R  K  V  R  W  J  A  B  Q  B  O  J  F  B  P
P  N  I  F  A  M  I  L  Y  U  C  S  Y  C  N
O  I  C  T  T  L  C  Z  G  A  G  N  L  S  L
V  Q  T  J  Z  Y  V  H  P  I  R  G  E  W  U
T  S  O  F  P  J  M  A  T  R  E  V  R  B  M
X  R  R  N  Z  Y  B  X  D  H  L  E  U  R  Y
X  W  Y  I  J  L  P  V  Q  P  I  I  P  B  R
C  M  I  M  E  V  Q  H  D  L  A  N  G  F  R
O  P  L  N  N  J  C  F  A  L  N  C  K  M  T
R  Q  L  J  N  N  H  B  L  V  T  B  A  E  M
J  G  L  G  D  E  A  H  J  N  F  T  H  C  R
R  M  J  I  X  Q  R  O  E  P  U  H  X  H  K
Z  J  Q  S  G  M  I  S  N  R  Y  F  K  A  J
K  I  M  M  U  N  E  Q  E  E  O  N  R  S  P
P  Y  B  U  R  Y  J  K  M  Q  B  V  J  E  R
```

CAPABLE	MATURE	VICTORY
CHASE	PURELY	WINNERS
FAMILY	RELIANT	
IMMUNE	THINKER	

```
P  E  F  I  N  E  S  S  E  B  Z  Y  I  L  P
J  E  X  B  Q  Z  O  E  Q  L  R  W  P  V  R
R  I  L  G  Y  S  C  Q  Y  J  K  B  M  H  L
O  R  K  X  R  Y  S  V  Y  C  V  A  C  Z  K
K  L  C  V  E  T  W  H  A  G  Q  F  R  D  L
V  E  F  H  T  O  E  G  A  L  Y  H  L  T  E
I  R  Y  Z  S  D  V  L  N  P  U  J  E  D  A
K  T  P  I  A  P  G  S  K  I  P  E  S  Y  D
O  S  F  U  M  G  C  G  H  R  Y  Y  G  L  E
J  Z  W  Q  F  X  A  P  M  U  A  L  J  C  R
J  M  A  O  P  Q  P  Q  U  G  F  P  F  K  C
V  K  N  J  J  R  T  E  R  O  A  M  S  A  R
P  D  J  N  T  A  U  C  U  G  V  Z  G  C  Q
D  R  V  H  G  M  R  F  K  H  O  J  C  Y  I
N  Y  I  T  L  Y  E  A  Q  P  J  V  D  Y  M
```

CAPTURE	HAPPY	SPARKLE
FINESSE	LEADER	VALUE
FLYING	MASTERY	
FOND	QUIZ	

```
E  T  G  J  G  E  Y  D  H  J  Z  L  Q  H  L
F  F  D  L  E  L  G  U  X  S  H  M  L  X  O
A  C  Y  P  R  U  A  T  G  N  G  G  I  H  V
R  V  G  R  X  C  R  S  V  K  O  K  I  F  O
R  U  X  M  A  K  N  I  P  P  E  R  D  S  I
J  R  Q  J  Y  I  V  B  W  E  M  T  S  Q  L
K  K  E  Y  R  L  O  H  P  R  O  J  U  Q  A
K  U  O  V  Z  Y  O  E  F  T  O  A  N  I  D
L  W  C  I  E  O  R  K  V  R  I  Y  N  S  F
K  G  C  P  P  R  K  T  D  N  I  B  Y  P  O
V  J  H  E  A  A  O  V  T  E  A  Z  U  J  S
P  Z  E  T  Z  R  E  F  L  G  T  Y  G  I  D
P  W  T  S  K  A  I  D  V  W  H  N  N  C  Q
Q  C  Q  H  H  O  R  V  S  U  O  L  A  E  Z
Q  A  C  H  E  E  R  A  B  J  H  Z  N  J  U
```

CHEER   NIPPER   YIELD
FOREVER   QUAINT   ZEALOUS
KEEPER   VOILA
LUCKILY   WHOOPEE

```
R O L C Q B B S G I R W Z U K
B U S M K F O P H Q T O X K V
G S K L O D N R Y Q N E I P A
U K I M Z A A T D G M B I Z L
W D N N T Y W N C E E U M A I
F K E F P T B D C F R E S B D
X K T A A O E H E E T L P T J
L R I Y Q R O D L N S A Y A O
W I C X O N E D E Q S V G J W
T O X D E B T T L S V E H M H
P V A S S I N S I L X E Y P O
T J T E P O W O M W B F E J M
W C I V C U N D X X A Z F D G
H L N Y T U D O B W R F H T J
Z Q O E L L K H S I L E R N C
```

ADORED
CONTENT
DANCE
DUTY

HONEST
KINETIC
ORDERLY
PASSION

RELISH
VALID

```
H  W  R  F  O  Q  S  L  E  S  U  B  R  G  A
R  T  H  G  I  R  B  D  W  O  M  J  O  J  G
Y  E  A  I  J  A  R  Q  X  D  R  P  O  T  J
D  R  X  K  L  C  F  U  A  P  P  E  A  L  W
T  U  T  P  M  E  T  A  I  V  Q  J  B  W  F
I  C  P  V  F  T  U  L  R  O  C  E  P  G  O
E  E  W  G  X  C  T  I  G  N  I  W  O  R  G
Z  S  W  N  X  O  T  T  U  V  O  Q  W  U  U
B  J  Y  F  Q  M  R  Y  Q  J  F  S  D  I  R
W  S  L  F  I  F  Q  D  J  M  J  F  E  Q  E
L  H  L  U  J  O  P  D  P  Q  D  B  L  N  F
L  R  O  C  N  R  H  D  Q  E  V  M  I  P  F
O  Z  J  C  D  T  A  Q  A  P  I  Q  G  H  O
Q  G  F  T  X  R  D  J  O  N  S  E  H  F  E
G  Y  D  F  E  K  A  X  Z  L  C  Y  T  P  N
```

APPEAL	GROWING	SECURE
BRIGHT	JOLLY	TEMPT
COMFORT	OFFER	
DELIGHT	QUALITY	

```
M  K  C  T  U  T  M  B  Y  V  I  E  V  G  W
W  L  O  Y  E  N  A  G  C  O  H  K  L  U  N
O  T  B  I  H  Y  B  Z  F  O  A  H  H  E  L
Q  F  U  G  R  F  C  G  G  U  D  B  W  F  E
G  M  Z  R  E  V  I  E  W  Q  A  I  I  C  F
V  M  B  A  M  C  L  B  U  U  N  N  C  D  Z
W  F  O  I  D  H  J  K  B  Y  P  T  H  N  E
Q  F  O  V  U  I  E  S  D  E  D  E  S  U  J
S  L  Y  C  E  W  K  I  K  C  S  N  W  T  J
T  C  I  G  U  R  M  P  L  I  A  T  Z  O  I
W  H  M  D  J  S  B  D  E  O  L  O  I  B  I
T  R  V  Z  E  G  E  G  K  Y  O  L  J  C  D
Y  N  N  M  L  A  J  D  X  M  K  C  E  V  W
K  O  E  Y  N  R  S  O  D  Q  C  X  V  D  H
Z  P  S  Q  O  E  G  T  K  B  E  W  N  U  Y
```

ABIDE   IDEA   REVIEW
BEST   INTENT   SKILLED
COOL   MOVER
FOCUSED   NEW

```
L D E F E I K S R O K M E M M
C O O J E M Z W S M L X J K U
K S O O J D N Q C D B B P V R
D T J R D A S H I N G R F D R
T A S T U T E H H I E X T P V
Q F L K T C U X L M N U S P X
P D E V O T E E I E T R U W B
G D T M X B D U P N A T L Z M
I T E F V G M C D L R D U J B
V B X F D P M T P X Y C S R E
I H Y C I P N N E K N C A I L
N A M Y N N H I E J C V T N A
G I O S X E E V W T A E C O M
V B Z D R B M V S D A B V J I
A Q D I G Z J O O Q B J Q X S
```

ASTUTE
BRAVADO
DASHING
DEFINE

DEVOTEE
GIVING
LEADS

PREMIUM
SWEEP

```
Q  D  V  S  C  U  T  E  L  Y  E  F  B  E  C
K  J  W  F  A  Y  G  N  G  U  I  D  E  K  P
R  T  D  V  X  T  E  N  S  K  T  X  E  N  S
H  C  P  H  A  V  I  F  K  M  U  W  S  D  W
B  Z  X  G  A  M  V  S  W  F  S  O  E  H  T
U  C  R  E  R  Z  U  T  F  R  M  R  E  V  J
W  B  H  U  Y  P  D  E  V  Y  O  B  W  U  A
T  R  C  M  N  N  Q  P  R  N  G  A  E  D  Y
R  G  I  D  F  N  K  W  O  R  C  V  C  Y  S
U  N  V  Y  I  G  E  H  O  C  I  O  B  Z  Z
E  K  I  J  W  T  Y  R  E  T  M  A  Z  P  C
W  U  L  M  D  C  N  P  I  W  S  K  A  Q  V
S  L  Y  J  W  T  T  S  X  A  Z  R  M  T  V
A  A  T  M  E  K  O  Y  L  L  A  E  D  I  I
E  E  P  T  Y  P  T  K  R  X  W  F  M  C  K
```

ACCEPT	HEAVEN	RUNNER
CIVIL	HONORED	SATISFY
CUTELY	IDEALLY	
GUIDE	POSITIVE	

```
F  G  X  F  B  N  N  S  V  Y  F  S  N  O  T
M  M  A  H  H  R  J  V  U  Z  C  V  F  P  N
J  W  R  L  U  L  N  D  H  E  K  X  N  L  A
S  L  E  R  H  G  D  V  D  C  T  N  W  S  W
R  Q  D  N  P  B  E  H  Q  A  A  G  I  S  D
Z  E  D  T  Y  L  E  F  C  F  N  E  R  H  R
J  Q  F  L  V  E  P  U  L  F  U  D  T  E  T
Q  C  X  B  E  S  L  S  D  A  E  T  Y  V  U
N  O  L  M  K  S  Y  X  D  B  X  Q  J  I  B
P  J  C  I  R  E  N  W  M  L  O  W  L  T  J
P  F  I  H  M  D  G  T  O  E  H  U  U  S  W
Z  U  T  J  V  B  W  V  D  R  Q  V  N  E  D
M  C  R  J  G  D  E  O  B  J  T  T  Z  F  S
U  K  G  Y  M  Q  Y  R  D  N  N  H  O  Y  C
F  J  E  H  S  L  G  Z  I  Y  P  Y  Y  M  K
```

AFFABLE   DEEPLY   WANT
BLESSED   FESTIVE   WORTHY
CLIMBER   TEACH
DANDY   THINK

```
J  Q  X  B  I  G  M  L  C  C  E  C  O  Z  I
T  Q  V  N  B  O  C  A  D  M  N  A  M  Z  A
M  D  E  C  A  A  R  E  G  K  B  F  B  K  C
D  X  X  G  R  I  A  T  N  C  N  T  H  P  W
C  V  Q  S  N  Q  I  G  Y  G  V  V  P  F  R
D  V  X  G  T  I  B  U  I  L  D  E  R  Z  J
Y  L  I  F  T  I  N  G  M  D  R  Q  H  X  F
J  L  C  Y  U  T  E  X  Q  E  D  R  T  P  G
F  M  U  G  R  V  R  Q  F  W  U  Y  L  W  N
Q  K  G  D  E  R  K  U  R  O  K  B  W  E  N
U  B  J  K  E  N  U  P  L  B  N  Y  W  M  H
I  L  E  Z  Y  V  T  E  D  Y  M  D  G  W  C
R  I  C  G  G  U  O  L  T  C  N  A  L  Z  Y
K  N  V  P  D  Y  Q  L  Y  N  C  E  G  Y  M
I  J  G  M  F  E  A  A  C  K  L  N  Z  W  W
```

ACED   GENTLY   QUIRK
BUILDER   GIDDY   TRULY
CARING   LIFTING
FONDLY   LOVED

```
T  A  D  P  E  L  A  N  E  H  K  C  J  G  R
Z  O  R  T  L  W  G  A  E  V  I  R  N  E  Y
M  O  W  A  D  A  T  M  X  M  L  G  Q  S  I
J  S  A  L  C  R  Q  T  C  K  P  O  L  D  A
F  Z  L  O  A  I  E  F  M  N  M  A  S  H  U
M  X  W  P  C  A  Q  E  A  O  D  V  T  B  U
U  Y  I  J  M  D  N  A  E  V  R  O  O  H  A
C  D  O  N  T  Q  E  A  S  E  F  B  F  X  Y
G  H  E  B  Y  U  E  T  T  L  K  F  D  R  M
G  B  D  S  L  V  U  P  R  T  E  R  U  N  V
R  B  G  A  O  I  Q  E  O  Y  M  J  Y  L  Y
J  H  R  F  P  D  G  V  H  E  A  R  T  E  D
E  M  M  B  E  P  X  E  M  M  A  R  I  Z  H
X  R  O  V  X  T  E  U  D  G  I  Y  C  O  R
P  F  M  E  G  O  L  R  N  E  B  P  T  J  I
```

ABSOLVE	MAESTRO	RAPID
DAPPER	NOVELTY	TEAM
EMPATHY	OBLIGED	
HEART	QUEEN	

```
W  P  C  S  R  U  E  T  W  J  R  O  Y  Q  S
U  R  X  Y  S  F  W  M  L  T  O  B  J  R  F
X  S  M  F  P  E  A  K  C  B  U  Z  V  F  M
F  S  G  A  R  J  L  O  S  O  T  R  T  Y  G
J  E  N  I  D  P  I  E  U  L  P  I  R  O  N
A  T  Z  R  N  B  S  Z  C  E  V  I  M  O  E
Q  F  Y  V  V  S  X  H  G  T  A  I  Z  M  W
R  K  R  G  W  I  E  D  X  D  S  A  B  I  L
C  D  C  K  B  O  U  N  C  E  N  M  Y  R  T
Z  A  M  R  O  K  S  X  Q  Y  G  M  W  A  A
X  N  Q  M  O  R  G  A  N  I  C  U  C  U  M
B  C  A  L  O  K  C  A  W  V  G  T  Q  C  F
B  E  G  D  D  X  T  R  W  U  F  F  L  W  D
W  R  K  H  Y  V  G  F  V  U  V  I  N  K  K
O  R  U  L  U  S  H  G  L  K  Y  H  B  D  W
```

BOUNCE   MYRIAD   TACTFUL
DANCER   OBSESS   ZANY
FAIR   ORGANIC
LUSH   SELECT

```
R R U Y A N B A F W U F P Y Q
A N R I U X B F G H N D B P A
Z X B G N I T S A L H T J X U
E U E R P O T H Y L R A E U M
S B M O J P A Z L I Q V A C E
C T W G V O X I R L K I I G T
J O X I N W L V I U Z E L H P
I K B V X E H P H L T N W Q C
F G E T A R X Z W Y B X F D W
V K T R S E A C Q W L N N G G
Z Z N T M D B D D J A I A L A
F Z U U E A Z V L Y K G K A W
R D J G U B W V Y B L X Z D L
X X O E N I F O M X Z S H P M
S O H B D M W Z L I B E R T Y
```

EARLY   LASTING   VIGOR
FINE   LEARN   WHIRL
GLAD   LIBERTY
KIND   POWERED

```
N  M  X  W  S  J  R  G  R  Y  E  W  U  U  P
L  Y  L  N  I  C  E  E  N  W  H  Y  D  B  F
L  K  X  E  D  Y  O  R  K  L  Q  J  W  W  H
A  T  W  E  V  X  F  D  D  E  A  A  Z  X  H
U  S  W  H  W  R  L  P  P  G  W  R  E  F  W
G  E  H  I  O  I  A  L  A  E  E  S  L  V  S
H  P  H  W  U  L  I  M  V  N  R  F  K  J  J
G  J  R  B  N  G  E  N  D  G  X  K  A  U
S  T  I  D  H  E  A  O  R  S  U  F  U  P  M
Z  B  U  T  E  V  I  L  A  J  Y  U  X  K  C
J  P  E  Z  U  Z  J  M  N  O  R  N  V  L  I
J  N  L  P  L  U  P  L  C  N  E  N  X  J  L
H  Z  L  P  O  L  I  T  E  I  E  W  L  R  Y
T  G  P  E  M  J  E  S  Y  D  F  Y  G  H  R
F  T  X  C  O  L  G  P  A  G  E  P  J  Z  Y
```

ALIVE

BUILD

LAUGH

LEGEND

LIGHTEN

MARVEL

NICE

OWNER

POLITE

WHOLE

```
Z  S  T  D  G  A  E  V  E  I  L  E  B  W  Z
X  Q  B  M  L  U  H  X  P  Z  R  B  B  I  N
E  V  F  E  J  L  G  M  C  D  B  T  X  G  O
B  G  X  R  L  S  O  Y  L  E  I  T  W  U  F
W  K  Q  P  O  O  V  A  T  I  O  N  M  J  D
L  W  Z  X  Z  J  D  R  R  V  L  Q  H  E  M
I  O  A  E  X  S  A  V  N  A  T  U  R  A  L
E  U  Q  U  D  C  M  M  O  U  B  A  N  P  I
H  T  H  B  O  Q  V  Y  C  R  E  M  F  M  N
I  W  M  R  P  J  N  B  J  Q  M  D  A  H  I
X  I  K  W  T  D  U  T  I  F  U  L  L  M  H
B  T  S  K  I  U  U  G  T  Y  J  K  B  D  A
B  V  U  N  M  C  E  O  P  E  K  I  U  Q  L
T  Z  N  Y  U  B  F  H  O  Q  E  R  U  R  R
A  Y  X  T  M  E  H  B  R  A  I  N  Y  C  Q
```

BELIEVE	MERCY	OUTWIT
BRAINY	NATURAL	OVATION
DUTIFUL	OOZE	
MAJOR	OPTIMUM	

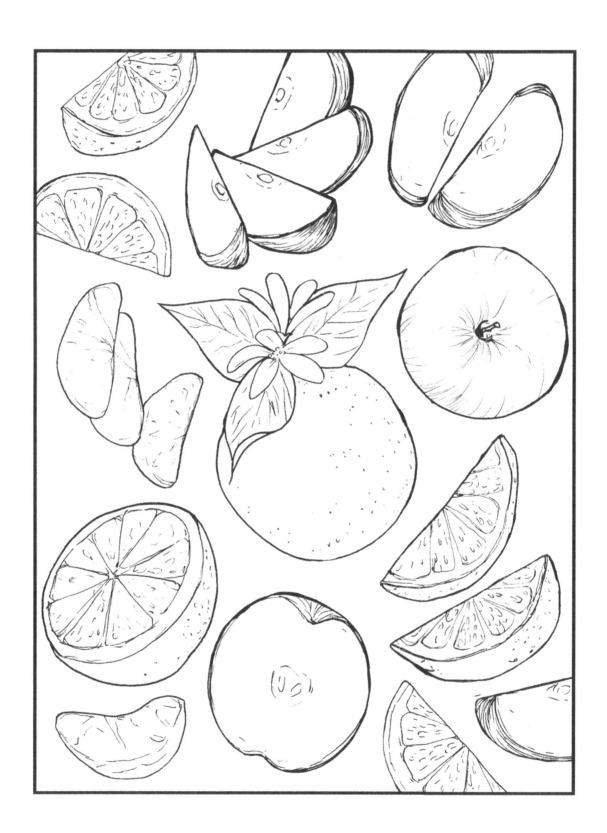

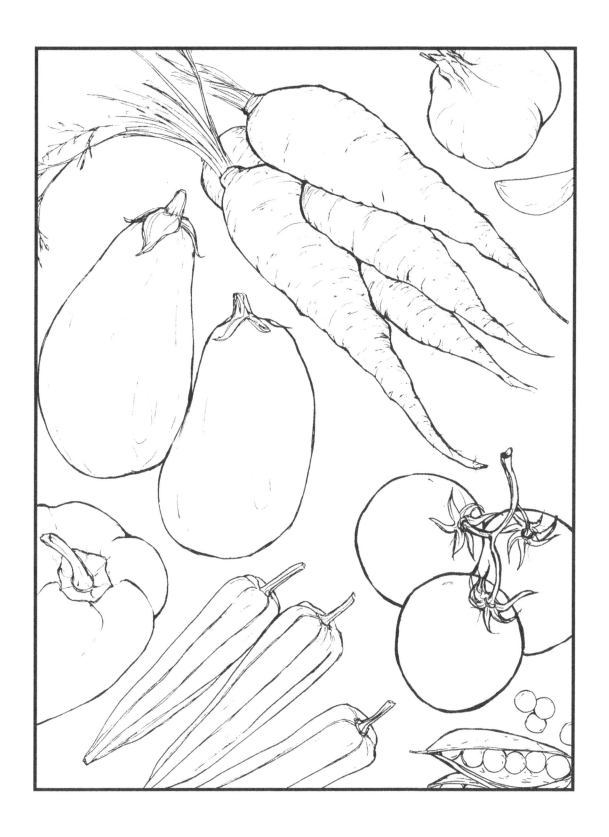

MAZE I.

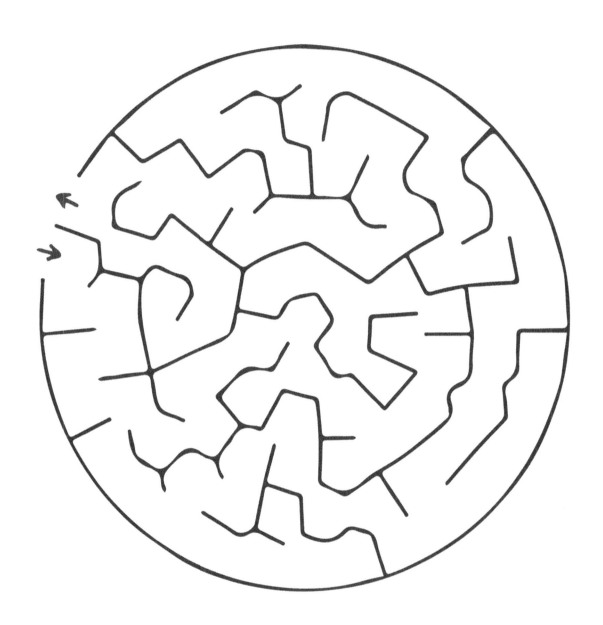

MAZE 2.

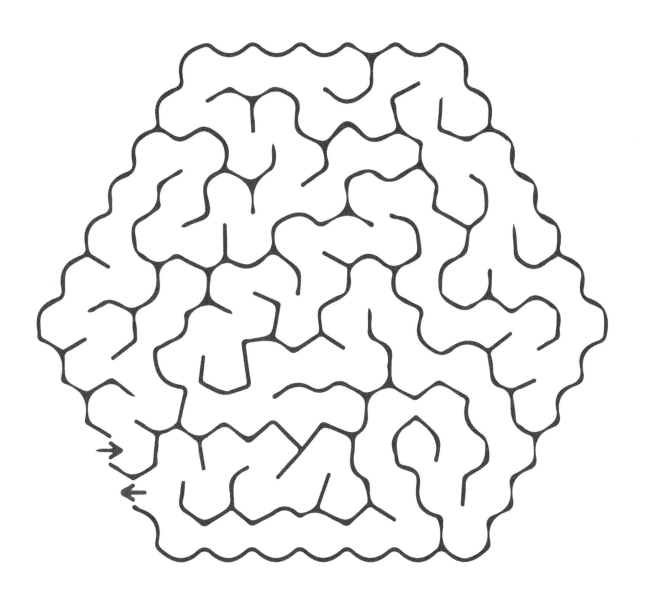

MAZE 3.

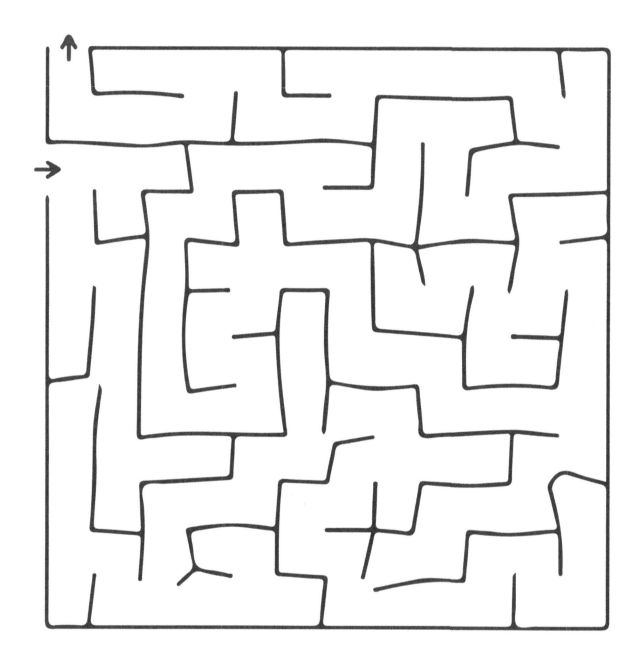

MAZE 4.

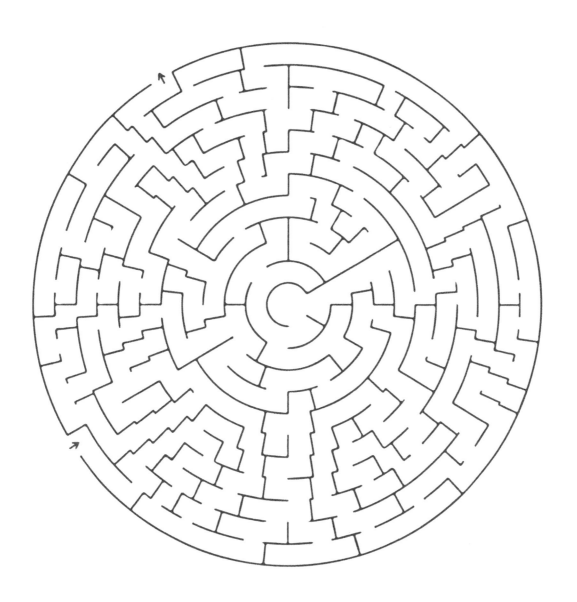

MAZE 5.

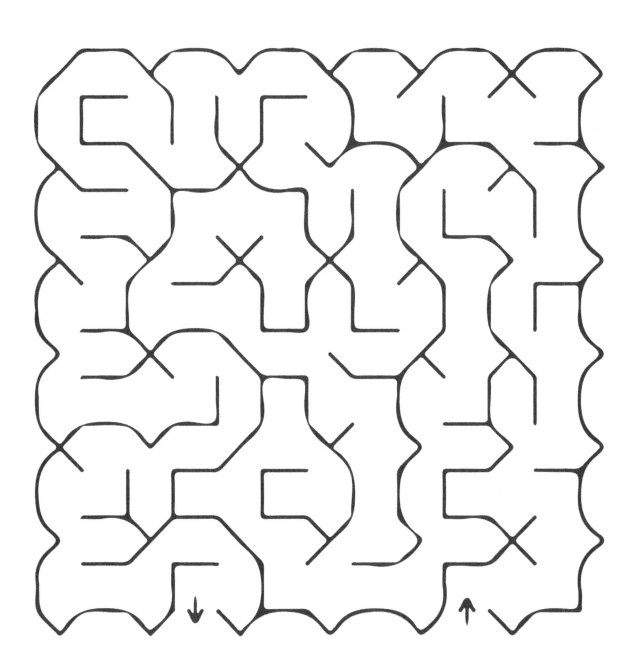

MAZE 6.

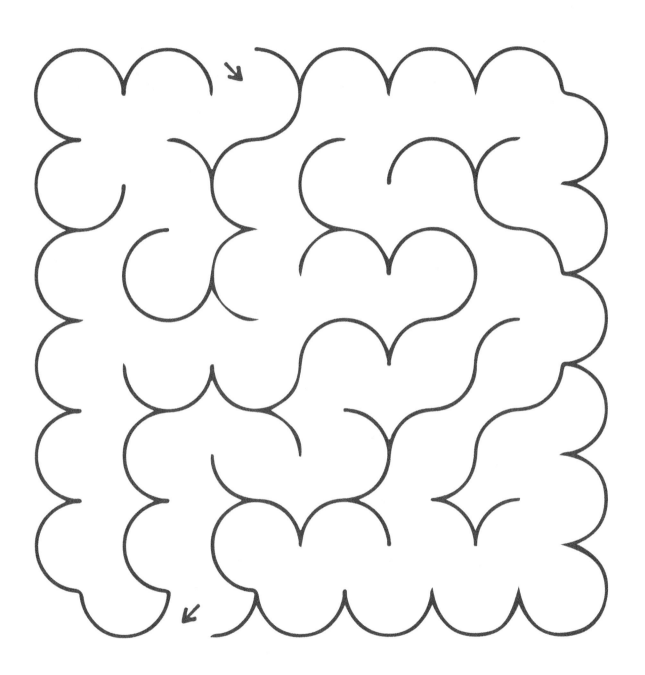

MAZE 7.

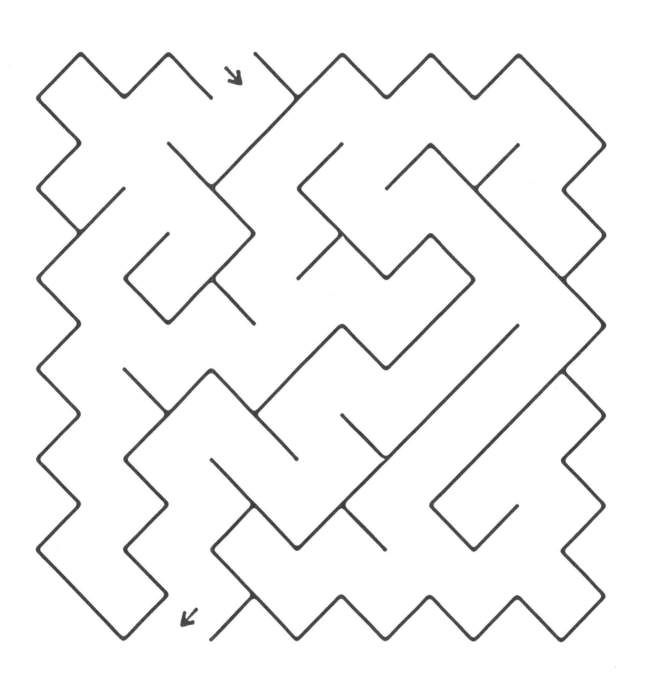

MAZE 8.

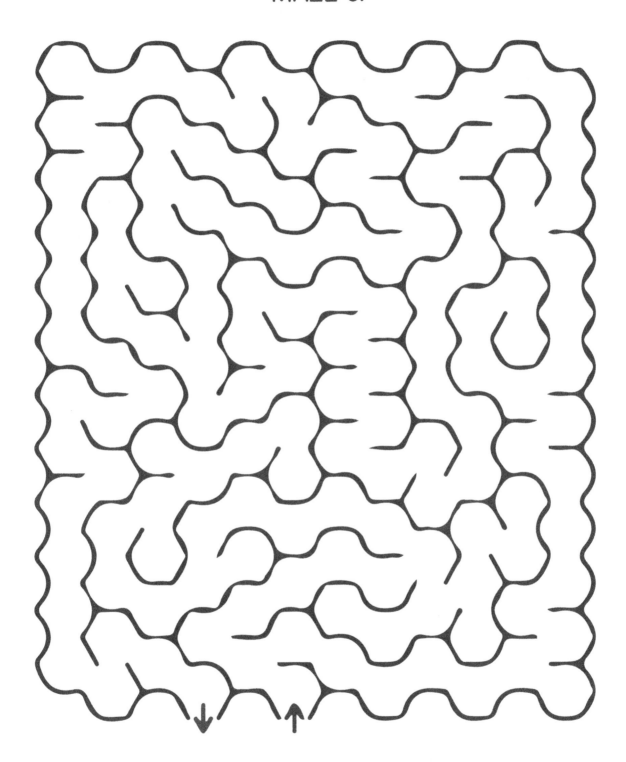

MAZE 9.

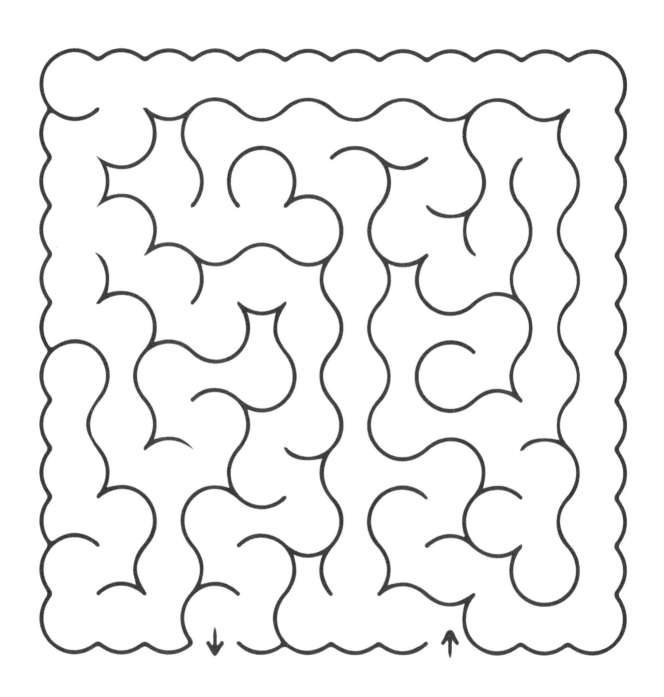

MAZE 10.

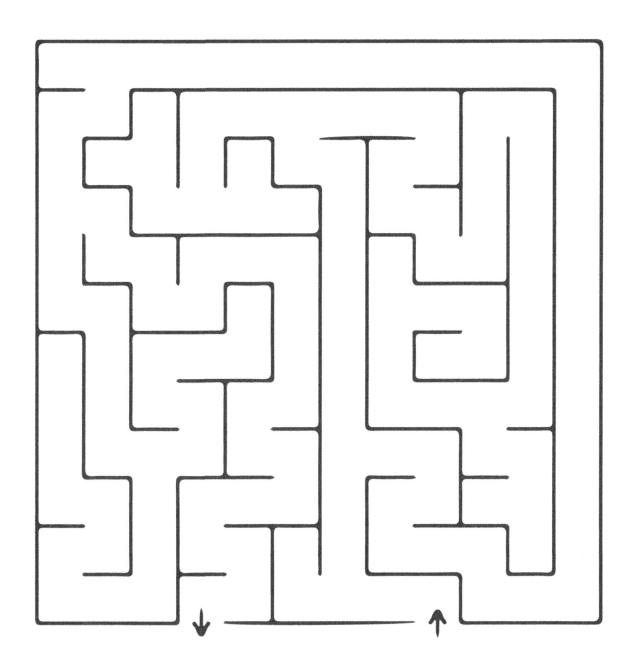

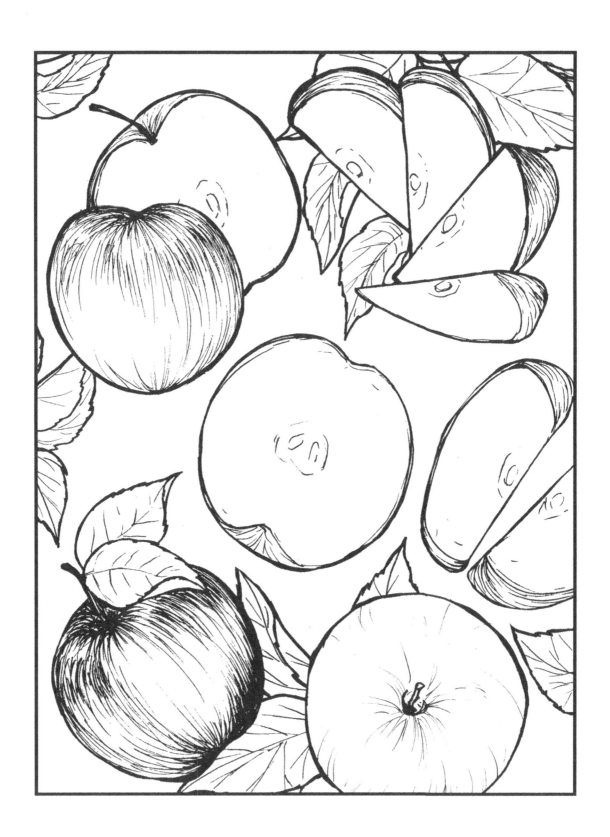

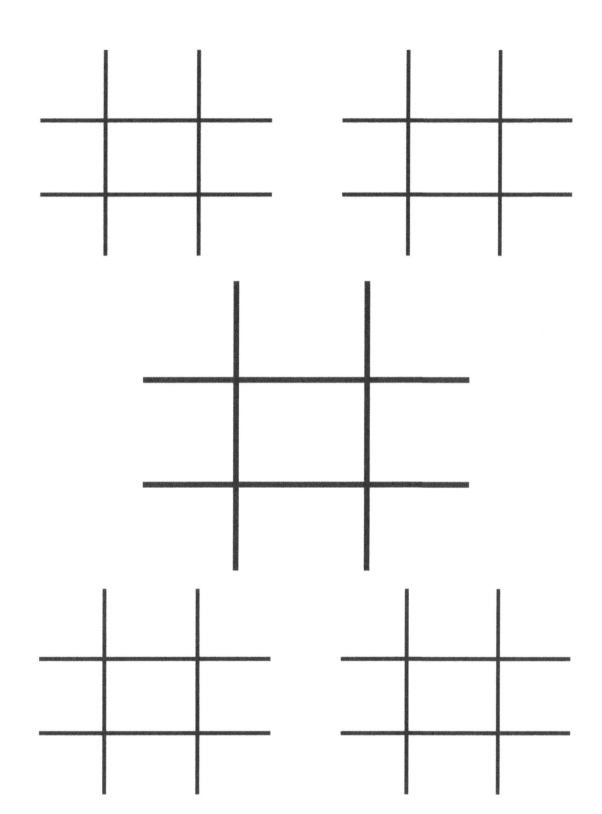

WINNER:

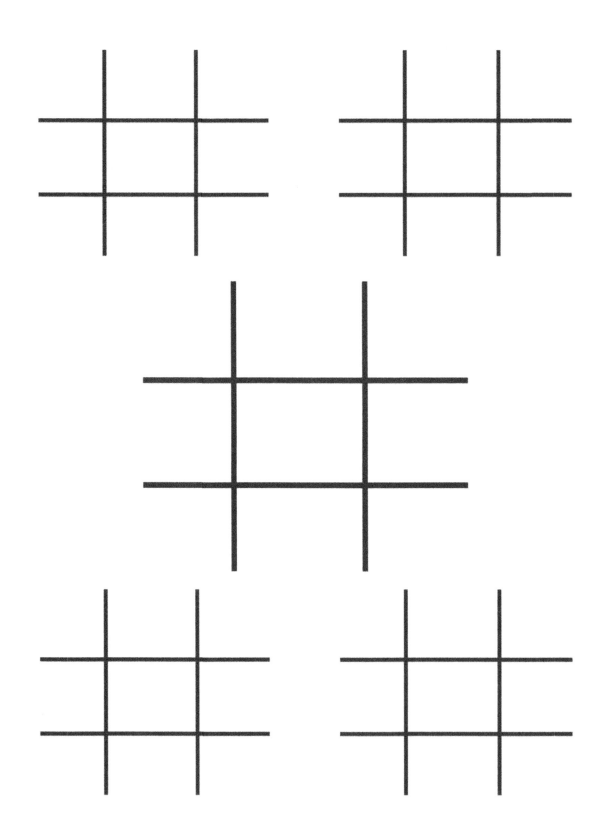

WINNER:

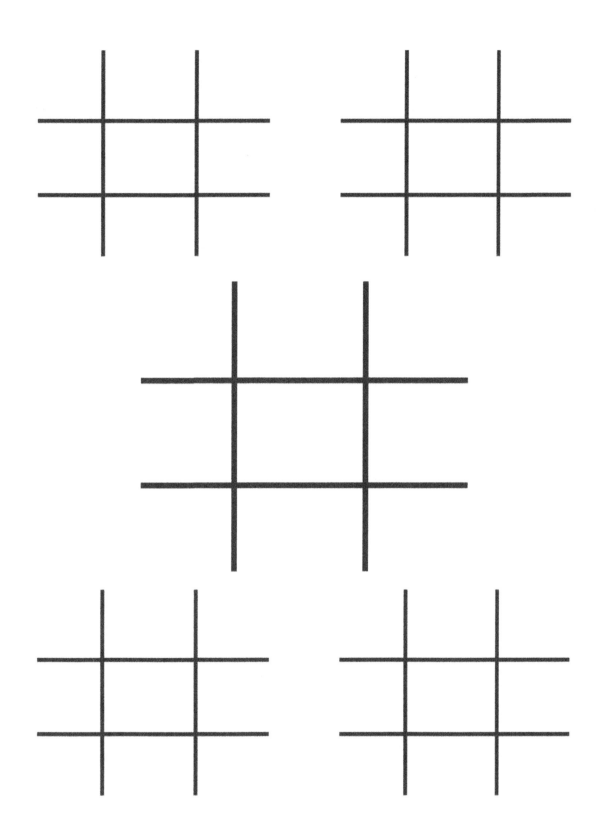

WINNER:

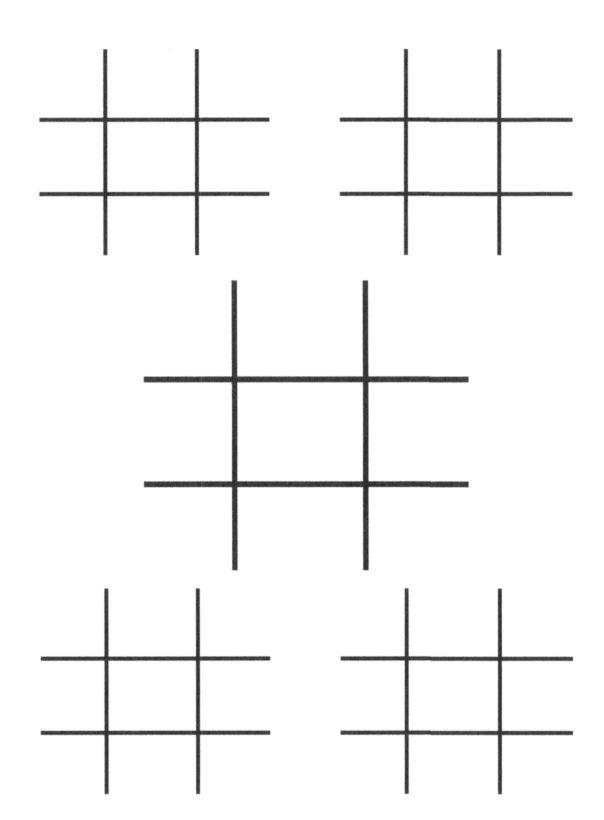

WINNER:

Color the picture

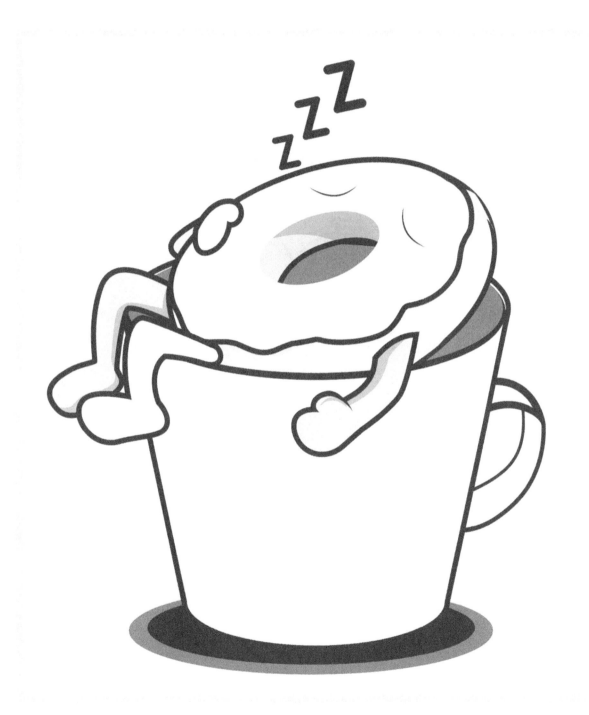

Color the picture

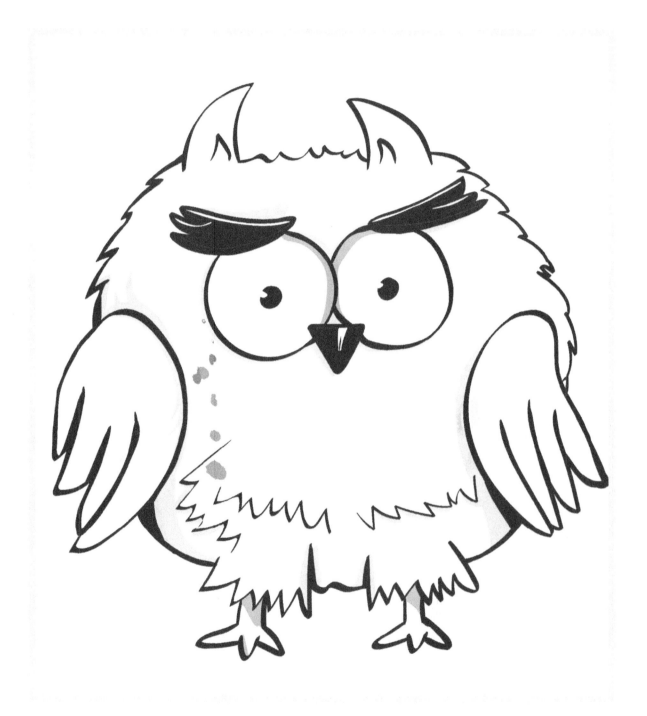

Color the picture

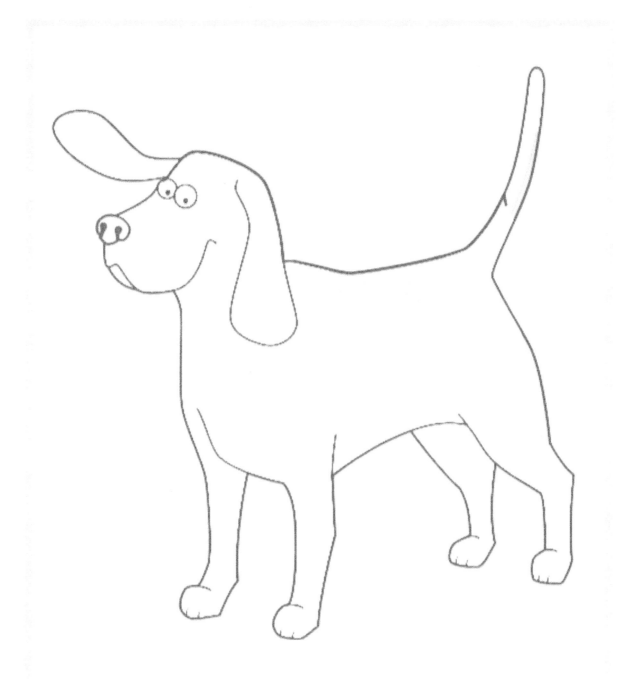

Color the picture

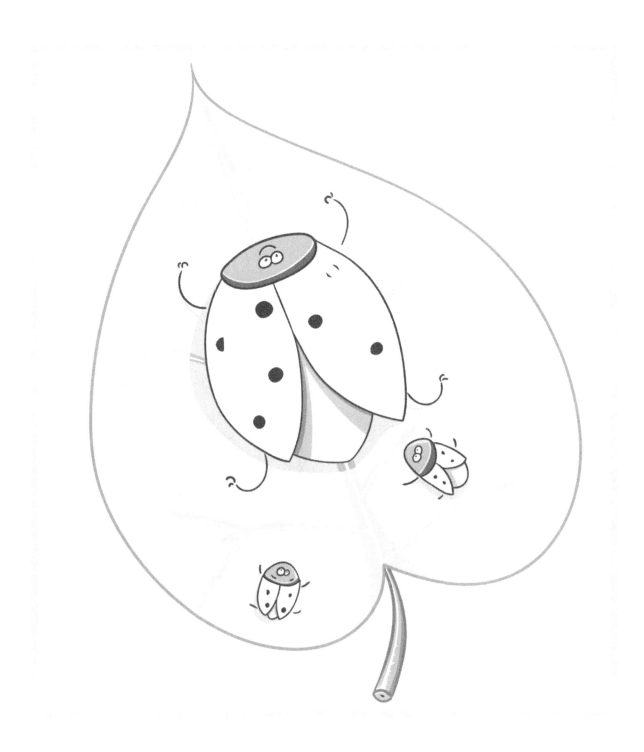

Color the picture

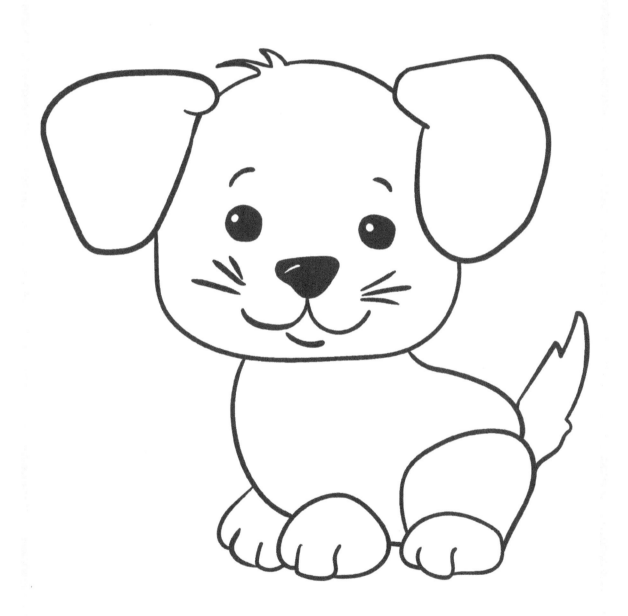

Color the picture

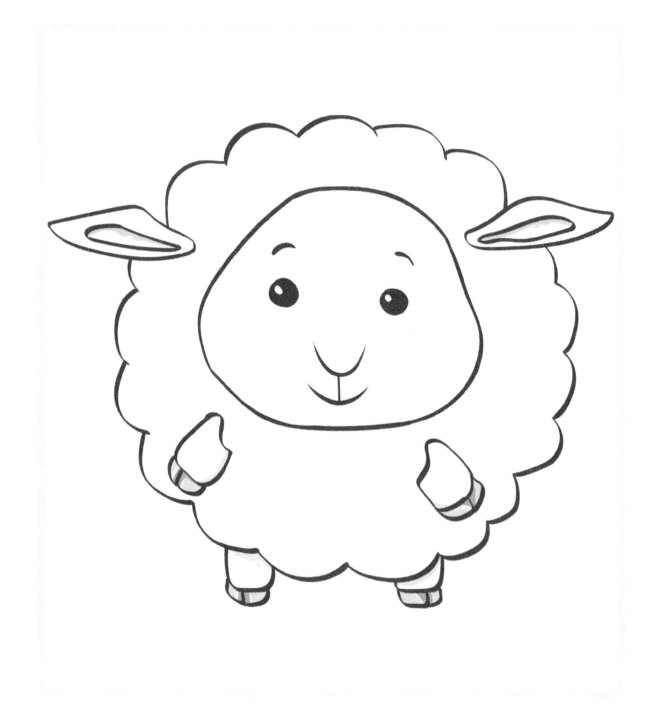

Color the picture

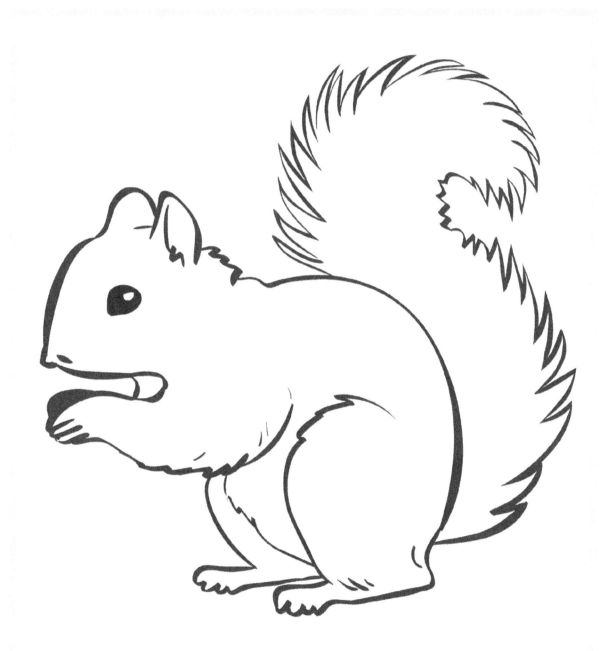

Color the picture

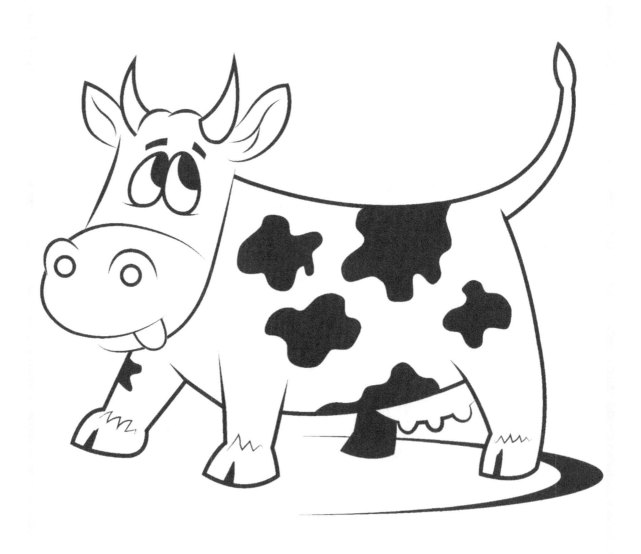

Color the picture

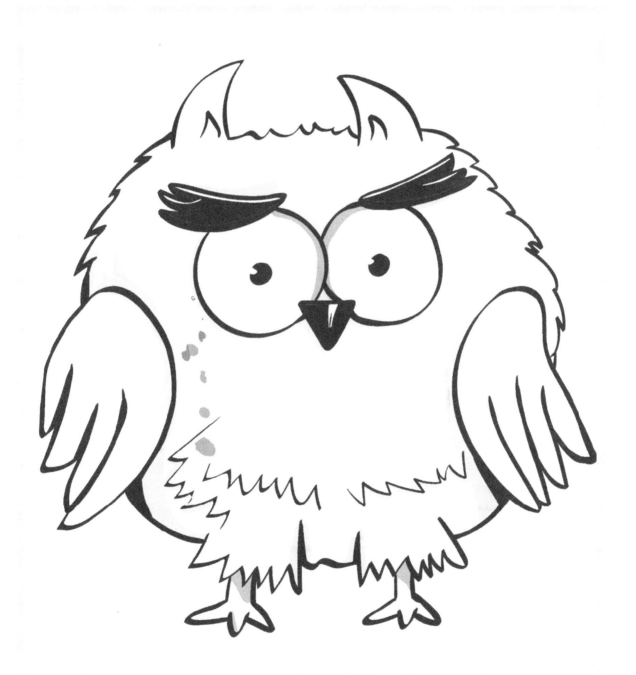

Color the picture

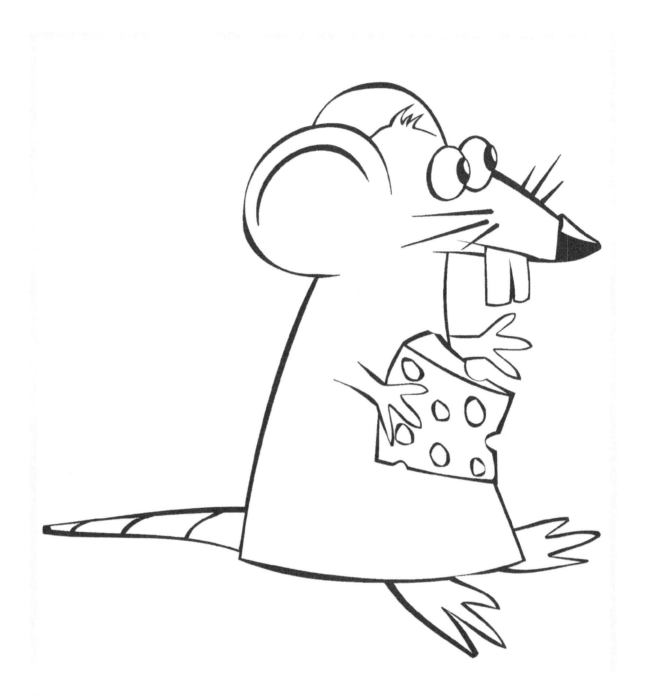

Evening Gratitude

3 things I'm grateful for today are...

_____

_____

_____

The best part of today was...

_____

_____

_____

What can I learn from today's experiences?

_____

_____

_____

Tomorrow I'm looking forward to...

_____

_____

_____

"Do more of what you love."

Evening Gratitude

3 things I'm grateful for today are...

_____

_____

_____

The best part of today was...

_____

_____

_____

What can I learn from today's experiences?

_____

_____

_____

Tomorrow I'm looking forward to...

_____

_____

_____

"Do more of what you love."

Evening Gratitude

3 things I'm grateful for today are...

_____

_____

_____

The best part of today was...

_____

_____

_____

What can I learn from today's experiences?

_____

_____

_____

Tomorrow I'm looking forward to...

_____

_____

_____

"Do more of what you love."

Evening Gratitude

3 things I'm grateful for today are...

_____

_____

_____

The best part of today was...

_____

_____

_____

What can I learn from today's experiences?

_____

_____

_____

Tomorrow I'm looking forward to...

_____

_____

_____

"Do more of what you love."

Evening Gratitude

3 things I'm grateful for today are...

_____

_____

_____

The best part of today was...

_____

_____

_____

What can I learn from today's experiences?

_____

_____

_____

Tomorrow I'm looking forward to...

_____

_____

_____

"Do more of what you love."

Evening Gratitude

3 things I'm grateful for today are...

_____

_____

_____

The best part of today was...

_____

_____

_____

What can I learn from today's experiences?

_____

_____

_____

Tomorrow I'm looking forward to...

_____

_____

_____

"Do more of what you love."

Evening Gratitude

3 things I'm grateful for today are...

_____

_____

_____

The best part of today was...

_____

_____

_____

What can I learn from today's experiences?

_____

_____

_____

Tomorrow I'm looking forward to...

_____

_____

_____

"Do more of what you love."

Evening Gratitude

3 things I'm grateful for today are...

_____

_____

_____

The best part of today was...

_____

_____

_____

What can I learn from today's experiences?

_____

_____

_____

Tomorrow I'm looking forward to...

_____

_____

_____

"Do more of what you love."

All about you

PAST
PHOTO

PRESENT
PHOTO

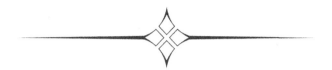

GROWING
UP
PHOTO

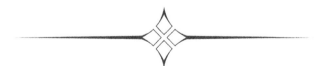

GROWING UP
WITH FAMILY
PHOTO

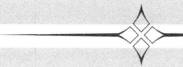

GROWING UP
WITH FAMILY
PHOTO

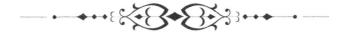

SCHOOL PHOTO
OR
SCHOOL YEARS

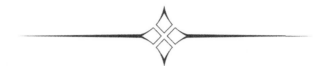

COUPLE / WEDDING
PHOTO

TOGETHER
PHOTO

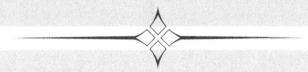

TOGETHER
PHOTO

CHILDREN
PHOTO

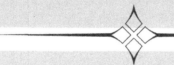

CHILDREN
PHOTO

FUN PHOTO

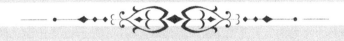

FUN PHOTO

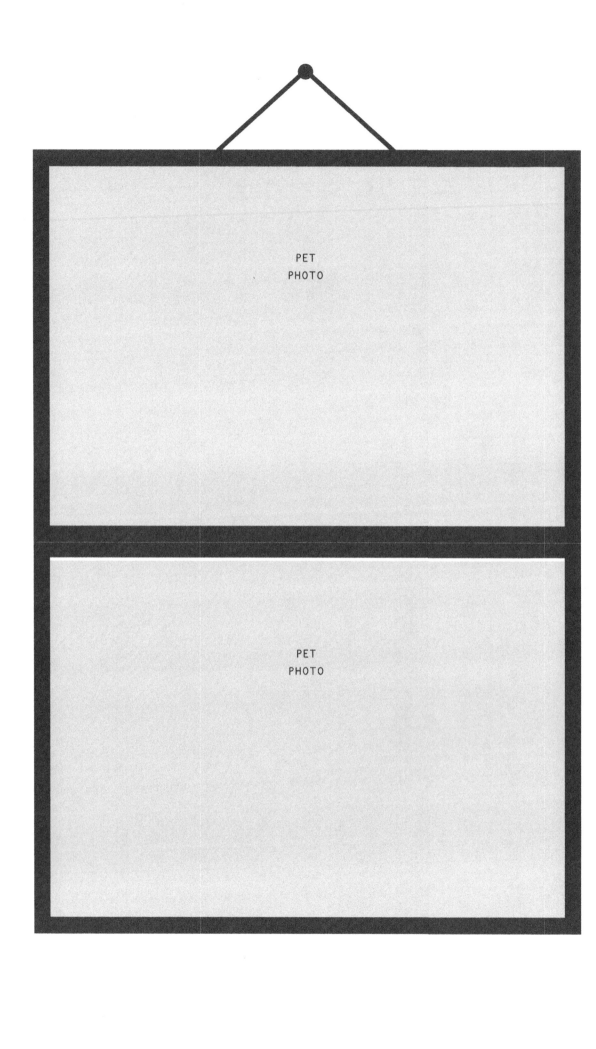

HOBBY
PHOTO

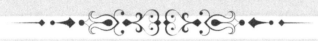

HOBBY
PHOTO

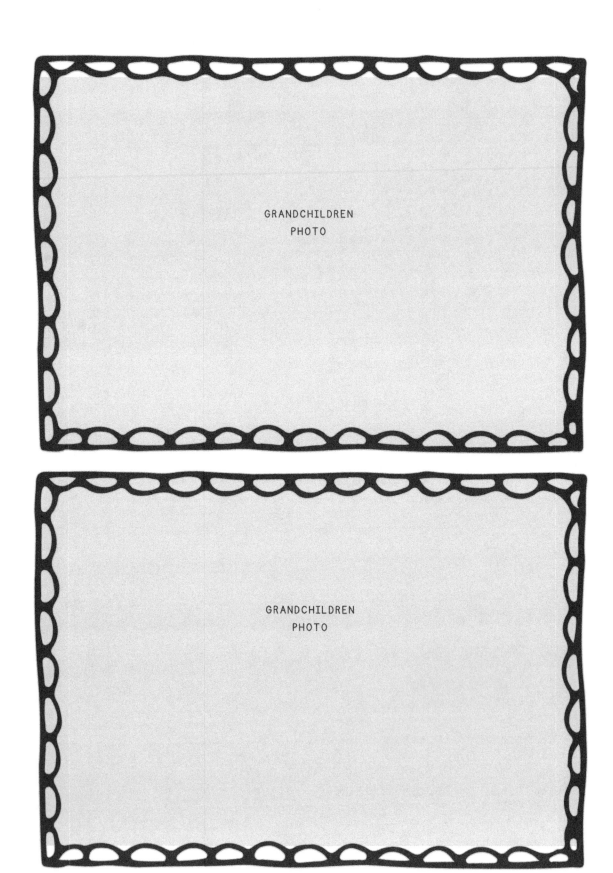

GRANDCHILDREN
PHOTO

GRANDCHILDREN
PHOTO

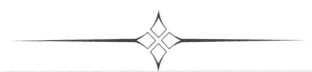

FRIENDS
PHOTO

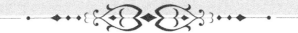

FRIENDS
PHOTO

Puzzle # 1

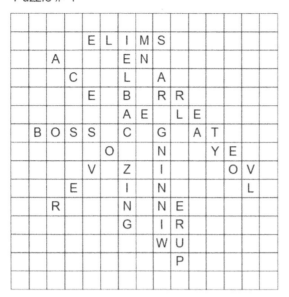

Puzzle # 2

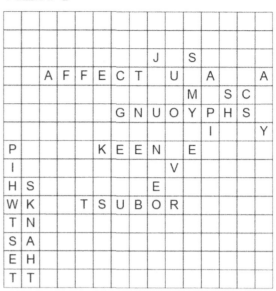

Puzzle # 3

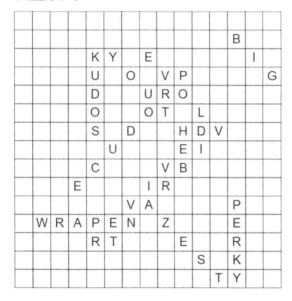

Puzzle # 4

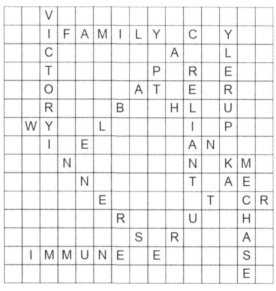

Puzzle # 5

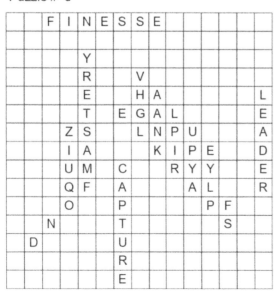

Puzzle # 6

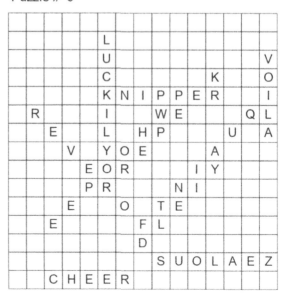

Puzzle # 7

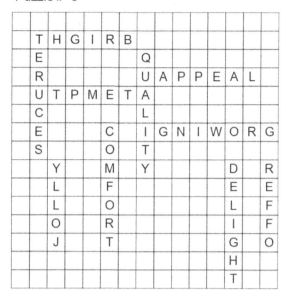

				O							V
	K		D		R						A
	I		A		D						L
	N			N		E					I
	E			D	C		R				D
	T			E	H		E	T	L	P	
	I		R	O			N		A	Y	
	C		O	N			E		S		
		D	E			T		S			
	A	S			N		I				
	T			O		O					
			C		N						
		Y	T	U	D						
					H	S	I	L	E	R	

Puzzle # 8

T	H	G	I	R	B						
E						Q					
R					U	A	P	P	E	A	L
U	T	P	M	E	T	A					
C					L						
E			C		I	G	N	I	W	O	R	G
S			O		T						
	Y		M		Y				D		R
	L		F						E		E
	L		O						L		F
	O		R						I		F
	J		T						G		O
									H		
									T		

Puzzle # 9

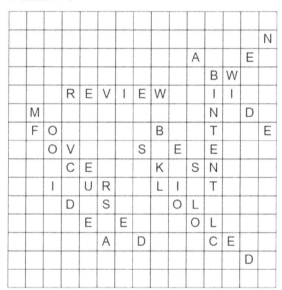

											N
						A			E		
							B	W			
		R	E	V	I	E	W		I	I	
M								N		D	
F	O				B			T			E
	O	V			S		E		E		
	C	E			K		S	N			
	I		U	R		L	I		T		
	D		S				O	L			
	E		E				O	L			
	A		D				C	E			
							D				

Puzzle # 10

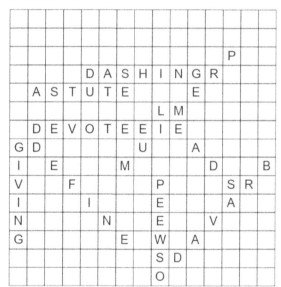

				D	A	S	H	I	N	G	R				P	
	A	S	T	U	T	E				E						
						L	M									
	D	E	V	O	T	E	E	I	E							
G	D				U			A								
I		E		M					D			B				
V		F			P			S	R							
I		I			E			A								
N		N			E		V									
G		E			W	A										
					S	D										
					O											

Puzzle # 11

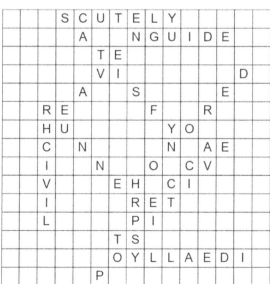

		S	C	U	T	E	L	Y			
		A		N	G	U	I	D	E		
		T	E								
		V	I						D		
		A		S				E			
R	E				F		R				
H	U				Y	O					
C		N			N		A	E			
I		N		O		C	V				
V		E	H		C	I					
I		R	E	T							
L		P	I								
		T	S								
	O	Y	L	L	A	E	D	I			
	P										

Puzzle # 12

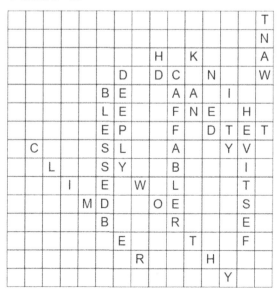

												T
												N
					H		K					A
			D		D	C		N				W
		B	E			A	A		I			
		L	E			F	N	E		H		
		E	P			F		D	T	E		T
C		S	L			A			Y	V		
	L	S	Y			B				I		
	I	E		W		L				T		
	M	D		O	E					S		
		B			R					E		
			E			T				F		
		R				H						
							Y					

Puzzle # 13

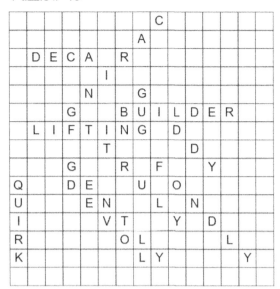

Puzzle # 14

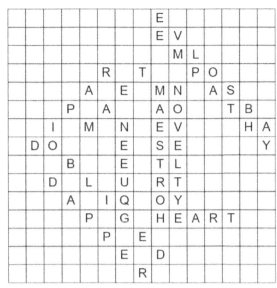

Puzzle # 15

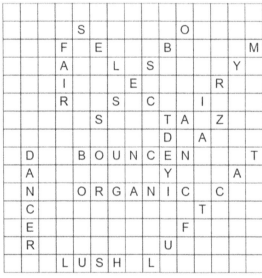

Puzzle # 16

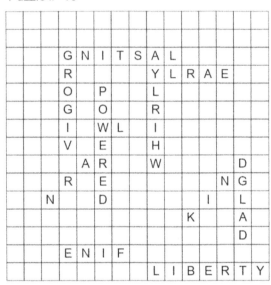

Puzzle # 17

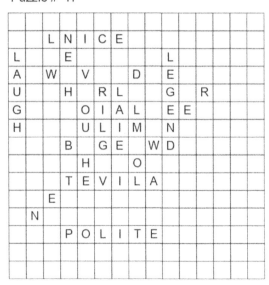

Puzzle # 18

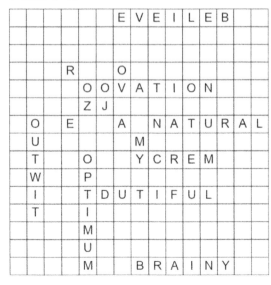

ANSWER KEYS

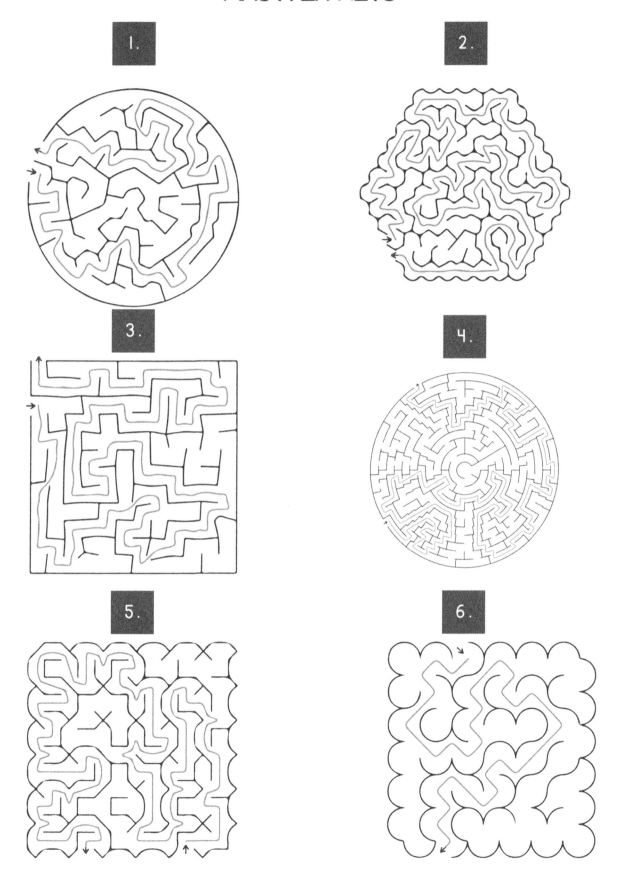

ANSWER KEYS

7.

8.

9.

10.

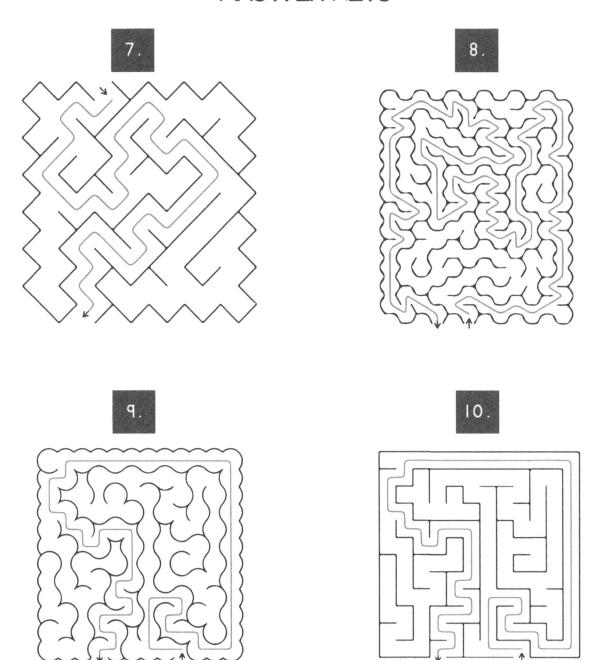

Congratulations on completing this Stroke Recovery Workbook! We hope you have found the activities helpful in your cognitive recovery. Remember, the journey to recovery is a continuous process, and the skills you have learned and practiced here can be applied in your daily life. Keep practicing and be proud of the progress you have made.

Thank you for choosing our workbook, and we wish you all the best in your recovery journey.

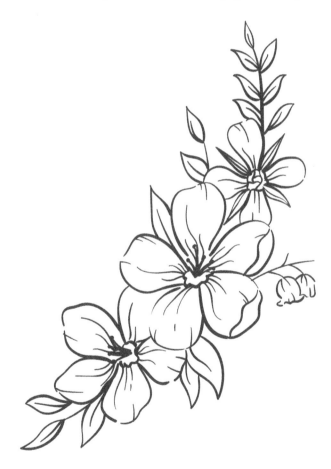

NOTES

Date:

Made in the USA
Las Vegas, NV
08 March 2024

86881677R00111